I0052813

CONSEILLER MÉDICAL

DE

L'ÉTRANGER A NICE

CONSEILS AUX MALADES ET AUX MÉDECINS

DE TOUS LES PAYS

Relativement au Climat de Nice

PAR

LE Dr A. WAHU

Membre de la Légion d'honneur; Médecin principal chef de l'hôpital militaire de Nice ;
Correspondant de plusieurs Académies et Sociétés savantes
françaises et étrangères.

« Sit medicus cosmographus... natura pedibus
» ediscitur à regione ad regionem eundo. »
(Paracelse, *De morbis tartareis.*)

La médecine *préventive* est la plus haute
expression de l'art de guérir.
(*Conseiller médical*, p. 131.)

PARIS

AUX BUREAUX DU MAGASIN PITTORESQUE

QUAI DES GRANDS-AUGUSTINS, 29.

1861

Te $\frac{16\int}{28}$

CONSEILLER MÉDICAL

DE

L'ÉTRANGER A NICE

TYPOGRAPHIE DE J. BEST

rue St-Maur-St-Germain, 15.

CONSEILLER MÉDICAL

DE

L'ÉTRANGER A NICE

CONSEILS AUX MALADES ET AUX MÉDECINS

DE TOUS LES PAYS

Relativement au Climat de Nice

PAR

LE Dr A. WAHU

Membre de la Légion d'honneur ; Médecin principal chef de l'hôpital militaire de Nice ;
Correspondant de plusieurs Académies et Sociétés savantes
françaises et étrangères.

« Sit medicus cosmographus... natura pedibus
» ediscitur à regione ad regionem eundo. »
(Paracelse, *De morbis tartareis.*)

La médecine *préventive* est la plus haute
expression de l'art de guérir.
(*Conseiller médical,* p. 131.)

PARIS

AUX BUREAUX DU *MAGASIN PITTORESQUE*

QUAI DES GRANDS-AUGUSTINS, 29.

1861

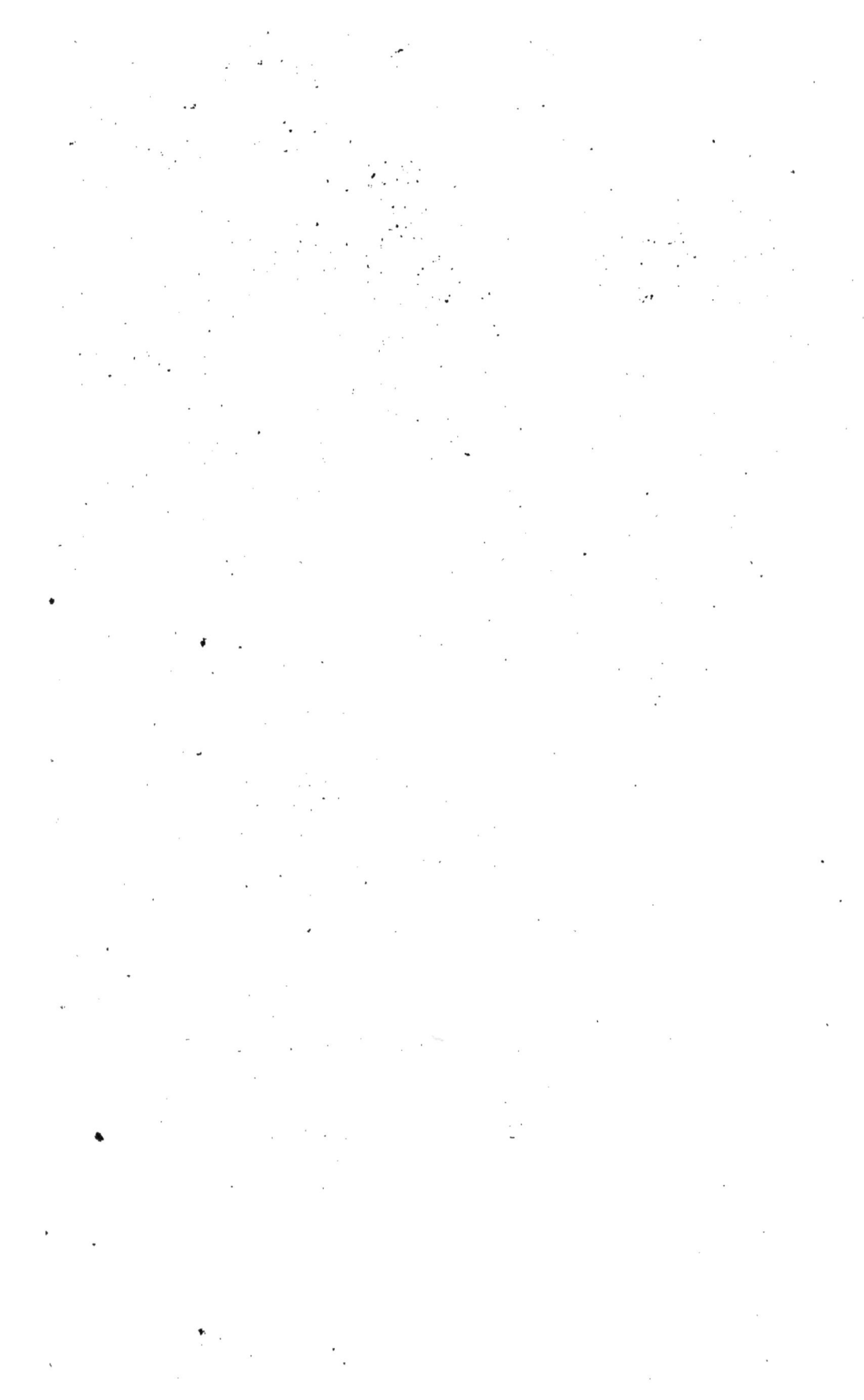

CONSEILLER MÉDICAL

DE

L'ÉTRANGER A NICE

~~~~~~

INTRODUCTION

Le but de ce livre est double : éclairer les personnes qui viennent à Nice chercher la santé; faire connaître aux médecins de tous les pays les influences climatériques de Nice, afin de les diriger dans l'envoi qu'ils font de leurs malades sous un climat qu'ils croient plus favorable à leur guérison.

Autant il peut être avantageux aux personnes qui arrivent à Nice pour y passer la saison d'hiver ou la saison d'été d'être renseignées sur la marche à suivre pour retirer de ce climat salutaire tout le bénéfice que l'on peut en obtenir, et pour éviter les inconvénients qui existent ici comme partout, autant il sera utile aux médecins étrangers à ce pays

1

de connaître l'action de la climature de Nice sur les diverses affections morbides, et d'être mis au courant des indications qui doivent les guider lorsqu'ils veulent envoyer leurs malades à Nice.

Il faut bien que le climat de cette ville ait toujours eu quelque chose de préférable à celui de toutes les villes d'Italie, Rome elle-même comprise, puisque déjà, du temps de la république romaine, les médecins envoyaient leurs riches clients passer les hivers à Nice ; et si nous nous rapprochons par la pensée de l'époque actuelle, nous voyons que depuis bien des années les médecins de tous les pays conseillent la résidence de Nice à ceux de leurs clients qui, soit en raison de leur constitution, soit en raison de leur état maladif, leur semblent avoir besoin de se soustraire à l'influence d'un climat froid et humide, et de vivre temporairement sous un ciel clément. Mais, en général, et à bien peu d'exceptions près, les médecins étrangers à Nice ne peuvent apprécier son climat que par ouï-dire et par les quelques indications dictées par le fantaisisme des auteurs qui ont écrit sur Nice et qui, à l'exception de deux ou trois, étaient complétement étrangers aux études médicales sérieuses. Ou bien encore ils ont contre ce climat des préven-

tions créées par l'esprit de dénigrement systéma-
tique de quelques écrivains qui, dans le but de faire
mieux valoir une autre localité quelconque, avancent
sur Nice et sur son climat des faits complétement
erronés, tels que les suivants, que je trouve dans
une brochure publiée il y a quelques mois :

« Nice doit aux brouillards, aux coupées de ses
» torrents, et surtout du Paglion, l'inconstance du
» climat, qui varie tous les jours, suivant l'heure et
» le quartier. Elle est au bord de la mer, et ce n'est
» pas une circonstance à négliger ; car si l'influence
» maritime est salutaire aux sujets débilités, l'air
» âpre et froid du littoral est funeste aux tubercu-
» leux. On pourrait en juger par l'aridité de la plage
» et le dépôt salin qui détruit la végétation. Ce n'est
» pas sans raison que les phthisiques du pays
» passent l'hiver dans l'intérieur. Nice est le séjour
» du convalescent qui poursuit la distraction et ne
» redoute pas les commotions de l'atmosphère. »

Autant de mots, autant d'erreurs ; et celui qui a
écrit ce qui précède n'a certes jamais séjourné à
Nice ; car, dans ce cas, il saurait qu'il n'y a jamais
de *brouillards* à Nice, que le climat de cette ville
n'est nullement *inconstant* ; il saurait également
que le torrent qui traverse la ville ne s'appelle pas

le *Paglion* (orthographe qu'on ne trouve que dans les anciens auteurs qui ont écrit sur Nice), mais bien le *Paillon*. Il saurait enfin que le climat de Nice ne varie pas *tous les jours, suivant l'heure et le quartier.*

Il y a évidemment idée préconçue ou parti pris chez l'auteur de cette diatribe, lorsqu'il dit que l'air du littoral de Nice est *âpre* et *froid*, et qu'on peut en juger par *l'aridité* de la plage et par le *dépôt salin* qui *détruit la végétation;* et lorsqu'il ajoute que les *phthisiques du pays* passent l'hiver dans l'intérieur, et que Nice est le séjour du convalescent qui ne redoute pas les *commotions* de l'atmosphère.

En réalité, à lire cette description, on croirait qu'il est question des côtes de Norvége ou d'Islande, et les personnes qui viennent à Nice chaque année et depuis tant d'années en si grand nombre, pour y jouir d'une douceur de température qui fait envie à toutes les villes du littoral méditerranéen , seront bien étonnées d'apprendre que l'air est âpre et froid sur la plage de Nice.

Quant aux phthisiques du pays, ceux qui s'y trouvent, — et il s'en trouve, ce qui est dû à des causes que je développerai plus loin, — ne passent

nullement leur hiver dans l'*intérieur*, parce que
ceux-là n'ont pas le moyen de se déplacer, et parce
qu'aussi, comme l'indique fort bien Fodéré ; ils
trouveraient à sept ou huit lieues de Nice un hiver
déjà assez rigoureux pour leur être contraire, vu que
lorsqu'on a dépassé les premières hautes montagnes
formant le fond de l'amphithéâtre qui entoure le
bassin de Nice, les vallées situées au delà de ces
montagnes, à très-peu d'exceptions près, recevant
en plein le vent du nord pendant l'hiver, et ne pouvant recevoir la douce influence des vents du midi,
la température y est toujours très-froide.

Mais l'hiver n'est pas, ainsi que j'espère le démontrer plus loin, la seule saison qui, à Nice, soit
exceptionnelle ; la nature s'est montrée ici tout aussi
libérale pendant l'été que pendant l'hiver, et il est
bien permis de s'étonner qu'une région si vantée de
temps immémorial pour la douceur de ses hivers
ne soit pas mieux connue au point de vue de ses
étés et ne soit point encore parvenue à se faire une
réputation au moins égale, sinon plus grande pour
cette saison ; car les étés de Nice sont remarqua-
blement tempérés, bien que la latitude sous laquelle se trouve cette ville semble devoir donner
un résultat diamétralement opposé, c'est-à-dire

produire des étés aussi chauds et aussi désagréables
que ceux de Toulon, de Marseille, de Montpellier
et des autres villes de France situées à égale latitude.

La nature, je le répète, s'est montrée d'une extrême libéralité pour la région où se trouve si heureusement placée la ville de Nice; elle a entouré
cette ville et sa campagne d'un double rang de
montagnes qui la défendent contre les froids rigoureux de l'hiver et contre l'accès des frimas, et
ces mêmes montagnes deviennent chaque nuit, pendant l'été, une cause de réfrigération pour l'atmosphère de Nice, parce qu'elles renvoient dans la
direction de la mer les vents du sud ou du sud-est
qui, dans cette saison, soufflent assez ordinairement de la mer pendant la journée.

Papon, qui a écrit en 1777 une Histoire de Provence, attribue la cause de ces vents d'été « à la
» différence de la température de l'air frais et con-
» densé de la mer, qui s'élance pendant le jour,
» par des balancements successifs et répétés sur
» l'air en contact plus chaud et plus raréfié du con-
» tinent, échauffé en été par le soleil, pour refluer
» ensuite, rafraîchi et condensé par le froid de la
» nuit, de nouveau sur la mer. »

Au surplus, quelle que soit la théorie que l'on institue pour expliquer le remarquable phénomène qui a lieu chaque jour à Nice pendant l'été, il n'en est pas moins vrai qu'en raison même de cette alternance des deux brises, celle de jour et celle de nuit, on trouve dans cette ville une saison d'été qui n'est pas plus comparable aux étés des régions méridionales de l'Europe que son hiver n'est comparable aux hivers des pays septentrionaux. Aussi y a-t-il lieu d'espérer que lorsque les chemins de fer auront établi de faciles et rapides communications tant avec la France qu'avec le Piémont, Nice française deviendra sous peu d'années une ville de bains de mer qui rivalisera avec les villes du littoral de l'Océan et de la Manche qui ont aujourd'hui le plus de vogue.

Une juste appréciation des avantages et des inconvénients du climat de Nice, de ce climat sous l'influence duquel *ou l'on vit très-longtemps, ou l'on meurt très-vite,* m'a donc semblé une lacune à remplir, un *desideratum* à satisfaire, et j'ai mis à profit, à cette occasion, autant que j'ai été susceptible de le faire, une vieille expérience médicale de plus de trente années passées sous des climats différents et sous des latitudes diverses, circon-

stance qui m'a mis à même d'étudier l'action si variable des influences climatériques sous le triple
point de vue des divers tempéraments, des divers
âges de la vie et de la différence des sexes.

On a jusqu'à présent beaucoup abusé du climat
de Nice ; on a fait, du séjour dans cette ville pendant l'hiver, une sorte de panacée, un remède à
tous les maux qui affligent l'espèce humaine ; en
continuant d'en agir ainsi, l'on tromperait de bien
légitimes espérances et l'on finirait par faire perdre
à cette résidence la juste part de renommée qui lui
revient.

J'ai cherché, par tous les moyens que m'a faci-
lités une habitation assez prolongée à Nice, à re-
cueillir tous les documents nécessaires à éclairer et
les malades et mes confrères relativement aux influences des vicissitudes climatériques et météorologiques de Nice sur les diverses phases de la
phthisie.

J'espère détruire certains préjugés, dissiper certaines illusions dangereuses pour les familles.
J'espère aussi faire connaître Nice sous un nouveau point de vue médical, et rendre ainsi service à
bien des pères et à bien des mères de famille, qui
voient avec désespoir leurs enfants n'avancer en âge

que pour aboutir à une détérioration progressive
et à une terminaison fatale anticipée.

Ce serait, toutefois, se tromper gravement que
de s'imaginer que l'on peut retirer du séjour de
Nice, lorsqu'on y vient pour raison de santé, tous
les avantages désirables si l'on n'a pas recours aux
conseils d'un médecin.

Je citerai à ce propos ce que dit M. le vicomte de
Lapasse, auteur d'un remarquable livre qui a paru
il y a quelques mois et qui a pour titre : *Essai sur
la conservation de la vie.* « L'erreur de beaucoup de
» personnes, fort instruites du reste, mais peu
» familiarisées avec la science de la vie, est de
» croire qu'avec une certaine intelligence on peut
» se passer de médecin et se traiter soi-même. »
Et M. de Lapasse ajoute : « Nous avons assez sou-
» vent, dans le cours de cet ouvrage, attaqué ce
» qui nous semble fautif dans les tendances de la
» science médicale; assez souvent aussi nous avons
» rompu en visière aux médecins, pour avoir main-
» tenant le droit de dire aux malades : qu'ils doivent
» suivre scrupuleusement les conseils du médecin
» dont ils auront fait choix, et ne jamais se traiter
» eux-mêmes. »

Et plus loin, le même auteur dit : « Que l'on ne

» s'étonne pas de nous entendre toujours renvoyer
» à la médecine et aux médecins toutes les questions
» de longévité et de conservation de la santé. Au
» risque de nous répéter, il nous faut présenter
» notre pensée sous plusieurs formes, parce qu'elle
» heurte des idées assez généralement établies, et
» qui sont pour ainsi dire passées en axiome : *Cha-*
» *cun est le meilleur juge de sa propre santé ; il ne*
» *faut appeler le médecin que lorsqu'on est malade.*

    » C'est le contraire de ces deux assertions qui est
» la vérité. Plus on possède d'intelligence et même
» de connaissances médicales, plus on est sujet à se
» tromper quand il s'agit de se soigner soi-même.
» Le vieux dicton : *Medice, cura teipsum,* est un non-
» sens, et les médecins éclairés confient toujours à
» un confrère le soin de leur santé ; à plus forte
» raison celui qui n'a pas étudié et pratiqué la méde-
» cine est-il incapable d'apprécier si des souffrances,
» si un dérangement, ou même un ralentissement
» dans certaines fonctions, proviennent d'une ma-
» ladie ou bien d'une décadence de forces ; s'il faut
» avoir recours à l'hygiène ou à la pharmacie. C'est
» alors qu'il faut appeler un médecin bien plutôt
» que lorsqu'on est alité par une rougeole ou une
» fièvre catarrhale. »

Si je cite ces passages du livre de M. le vicomte de Lapasse, c'est parce qu'il n'est pas médecin, et qu'il ne peut par conséquent être suspecté de partialité pour les médecins.

Jusqu'à ce jour, Nice n'a été qu'une station d'hiver, et, soit routine, soit idée préconçue, on s'est hâté de fuir ce pays à l'approche de l'été, parce qu'on l'a considéré comme une région à température très-élevée pendant cette saison. Je tâcherai de dissiper cette erreur, de redresser cette fausse appréciation, et, en faisant cela, je croirai rendre un éminent service à bien des personnes qui plus tard, je l'espère, après avoir retiré de ce pays tous les avantages qu'il est possible d'en retirer, m'aideront à établir la réputation justement méritée de Nice comme station d'été, et surtout comme station de bains de mer.

Les montagnes du comté de Nice contiennent d'abondantes sources d'eaux sulfureuses chaudes et froides ; ces sources thermales sont distantes de Nice de dix à douze lieues seulement, et elles sont situées dans des vallées agréables où il serait très-possible d'installer des établissements publics, qui seraient d'une utilité d'autant plus grande que les

malades pourraient compléter leur traitement ther-
mal par des bains de mer. Espérons que le gouvernement, prenant en considération les immenses
avantages qui en résulteraient pour la santé publique, ainsi que pour les populations du département
des Alpes-Maritimes et des départements voisins,
donnera une salutaire impulsion à l'installation
d'établissements thermaux soit à *Roccabiliera*, soit
près d'*Isola Buona*.

J'aurais pu, appelant à mon secours une facile
érudition, faire un gros livre; j'ai préféré ne parler
à mes lecteurs que des choses qui peuvent leur être
utiles au point de vue de leur santé. Ceux d'entre
eux qui voudraient charmer leurs loisirs par une
étude du pays niçois et des mœurs de ses habitants,
trouveront dans le livre intitulé NICE, dû à la
plume élégante et facile de mon ami M. A. Burnel,
tout ce qu'il leur importe de connaître à ce sujet.
Mon but, en publiant le *Conseiller médical de l'é-
tranger à Nice*, a été que nos deux livres se com-
plétassent l'un par l'autre; je m'estimerai heureux
de l'avoir atteint.

Si dans ce livre je jette parfois le blâme sur
quelques usages, sur quelques habitudes ayant

cours à Nice, ce n'est nullement avec l'intention d'être désagréable aux habitants de ce pays, et je désire qu'ils restent persuadés que ma critique n'a d'autre but que de les porter à modifier les coutumes qui leur sont nuisibles.

CHAPITRE PREMIER

Influence du climat de Nice sur certains malades qu'on y envoie.
Dangers qui peuvent résulter de cet envoi.

Peu de maladies ont des périodes aussi tranchées, dans le plus grand nombre des cas, que la phthisie pulmonaire. Je dis dans le plus grand nombre des cas, puisque, à moins d'avoir affaire à une phthisie aiguë, à ce que l'on nomme une phthisie galopante, on peut, à l'aide de la séméiotique, suivre, pour ainsi dire, pas à pas les phases de cette maladie, et surtout apprécier si le malade est arrivé à la période de la fonte des tubercules.

La prédisposition à la phthisie est aussi une chose assez facile à apprécier lorsque le médecin s'applique à réunir avec soin tous les renseignements directs et indirects qui peuvent le mettre à même de porter un diagnostic sûr.

Il est inutile de s'être livré à l'étude théorique et pratique de la médecine pour comprendre que les diverses phases, les divers degrés d'une maladie organique quelconque ne doivent pas être combattus par les mêmes moyens, et que tel moyen qui offre de grandes chances de succès pendant une des phases de la maladie n'en présentera plus, et sera même complétement contre-indiqué, lorsque la même maladie entrera dans une phase nouvelle et plus avancée.

On comprendra facilement aussi qu'il doit arriver qu'un climat soit favorable à un malade atteint de phthisie au premier degré ou à une personne prédisposée à cette cruelle affection, tandis que ce même climat sera tout à fait contraire à un malade arrivé à la période de ramollissement des tubercules ; et c'est précisément ce qui a lieu quant au climat de Nice : aussi il n'est pas du tout indifférent d'envoyer à Nice des personnes atteintes de phthisie commençante ou de les y envoyer lorsque la maladie est arrivée à un certain degré. Dans le premier cas, les malades ont des chances de guérison ou tout au moins d'arrêt dans le développement de la maladie ; dans le second cas, la maladie, au contraire, fait ordinairement de rapides progrès, et la terminaison fatale, qui se serait fait attendre pendant des années encore peut-être, survient d'une manière parfois effrayante : c'est ce que j'ai été à même de voir et d'apprécier.

L'on a donc le plus grand tort de dire d'une manière absolue que Nice, par ses influences climatériques et hygiéniques, est l'endroit qui convient le mieux aux phthisiques. Il serait plus vrai de dire que Nice, par son climat *tonique*, — et non pas *excitant*, comme beaucoup de personnes se l'imaginent, — convient : 1° aux individus prédisposés à la tuberculisation en général et à la phthisie en particulier ; 2° à ceux qui sont phthisiques au premier degré ; 3° à ceux qui sont prédisposés à la scrofule, ainsi qu'aux scrofuleux et aux chloro-anémiques.

A toutes ces personnes, oui, le climat de Nice est le plus salutaire qu'il soit possible de trouver, et il agit sur elles de la manière la plus favorable, soit en détruisant, par un séjour de quelques années, la prédisposition maladive, soit, s'il y a phthisie au premier degré, en arrêtant les progrès du mal et en y opposant une sorte d'obstacle invincible.

Mais les phthisiques au deuxième degré doivent se garder de venir à Nice, car, loin de s'améliorer, leur position s'aggraverait, et la terminaison fatale arriverait d'autant plus rapidement que ces personnes seraient plus rapprochées de la période de ramollissement des tubercules. Il en est du climat de Nice comme du séjour aux eaux minérales ; il faut que ce climat soit appliqué à propos. Il ne suffit pas d'aller habiter Nice, il ne suffit pas d'aller passer un mois à telles ou telles eaux minérales ; l'essentiel est de n'y aller que d'une manière judicieuse.

En principe et d'une manière générale, il est évident que l'habitation sur le littoral méditerranéen du comté de Nice est de beaucoup préférable, pour les phthisiques au premier degré ou pour les individus prédisposés à la phthisie, au séjour prolongé sur les bords de l'Océan, de la Manche ou de la Baltique, parce que ces dernières régions sont plongées dans une atmosphère toujours plus ou moins *humide*, et fort souvent plutôt froide que tempérée, tandis que le littoral du comté de Nice se trouve enveloppé d'une atmosphère généralement assez sèche et fort tempérée. Et ceci est confirmé par les travaux si recommandables des docteurs Sigaud, James Clark, Bryat, Bernardeau. Dans un intéressant ouvrage sur le Brésil, notre compatriote le docteur Sigaud constate que les phthisiques sont, au Brésil, pour un cinquième parmi les morts, proportion supérieure à celle de Paris, égale à celle de Londres, et qui lui paraît due à l'excessive humidité qui règne en certaines régions très-boisées. Le docteur James Clark, dans les Indes, et le docteur Bryat, Français habitant Rio-de-Janeiro, ont également constaté que dans ces contrées si chaudes la phthisie sévit davantage sur les étrangers. La phthisie est au contraire assez rare dans les contrées froides et non humides, ainsi que dans les contrées chaudes où la sécheresse de l'air prédomine.

M. le docteur Bernardeau conclut de toutes les recherches qu'il a faites, et qu'il a consignées dans un livre fort consciencieusement écrit, que ce n'est pas le *froid* qui joue le principal rôle dans la production de la phthisie, mais bien l'humidité, et il apporte comme preuve l'endémicité bien connue de la phthisie dans les pays habituellement humides, l'Angleterre, le Brésil, les Indes, etc. A l'appui des assertions du docteur Bernardeau vient ce que l'on sait du climat de Madère, localité que beaucoup d'auteurs considèrent à tort comme un excellent refuge pour les phthisiques. On trouve à la vérité, à Madère, une température toujours égale et douce; mais l'air y est *constamment* humide, et c'est cette humidité qui influe d'une manière si désastreuse sur

les malades qui vont y résider dans l'espoir de recouvrer la santé.

Plusieurs régions jouissent au surplus , à mon
avis , d'une réputation bien usurpée dans les cas de
phthisie, et cela parce que le plus grand nombre des
auteurs qui ont fait des traités didactiques spéciaux,
n'ayant point étudié sur place l'influence spéciale
de chacune des localités méridionales, — le plus
ordinairement conseillées , — sur les divers degrés
de la phthisie pulmonaire , ont jusqu'à présent
recommandé les latitudes chaudes d'une manière
absolue, sans établir de distinctions , quant à leur
influence, entre le premier et le second degré de la
phthisie.

Il s'ensuit de ce qui précède qu'en général l'envoi
des phthisiques ou présumés tels dans les climats
plus tempérés que ceux où ils ont contracté leur
maladie se fait, la plupart du temps, pour ainsi
dire au hasard. Ainsi, on envoie les phthisiques habiter les *régions méridionales ;* on leur conseille indistinctement : soit *Madère,* à l'atmosphère chaude
et humide ; soit le *Caire,* au climat sec et chaud;
soit *Naples,* soit *Florence,* aux hivers si inconstants;
et cela parce que l'on ignore les différences notables
que présentent, sous le rapport climatologique et

météorologique, les divers lieux *où l'usage veut* que les phthisiques aillent s'éteindre.

Ainsi encore, et pour ne plus citer qu'un exemple, l'Algérie commence à être fréquentée par les personnes atteintes de phthisie ; quelques médecins de France, et peut-être des pays situés au nord de la France, envoient maintenant en Afrique les phthisiques, toujours sans distinction du degré de la maladie, parce qu'ils ignorent que sur le littoral algérien le ramollissement des tubercules, une fois commencé, marche avec une précipitation dont on ne peut se faire d'idée que lorsqu'on en a été témoin.

Combien de fois n'ai-je pas vu, pendant le long séjour que j'ai fait en Afrique, des phthisiques succomber très-rapidement, qui auraient certainement vécu beaucoup plus longtemps s'ils n'avaient pas éprouvé la fâcheuse influence d'un climat trop excitant.

Et c'est parce que l'on ne tient nul compte et du degré de la maladie et de la constitution des malades qu'un très-grand nombre de phthisiques au second degré vont chaque année, à grands frais, au-devant de la terminaison funeste qu'ils auraient pu retarder s'ils s'étaient contentés de rester chez eux, ou, — lorsqu'ils habitent des latitudes très-septentrionales, — s'ils étaient venus passer la saison froide dans des régions tempérées, telles que, par exemple, le centre de la France, l'Orléanais, la Touraine, etc. C'est ce qui fait aussi que plusieurs médecins qui ont écrit sur les stations d'Italie fréquentées pendant l'hiver par des malades atteints d'affections de poitrine ont trouvé, par les données de la statistique, qu'à Naples il y a, sur *huit décédés, un* phthisique ; à Gênes, *un* sur *six*, et à Nice, *un* sur *sept*.

Il est évident que les décès par phthisie seraient nuls ou presque nuls à Nice si l'on n'y envoyait que les personnes atteintes du premier degré de cette maladie, qui alors serait enrayée, sinon guérie, sous la bienfaisante influence de ce climat tout spécial et très-mal connu des médecins qui ne l'ont pas habité.

Il importe donc de toujours bien tenir compte de ceci : c'est qu'autant un air vif, modérément sec et modérément chaud, est utile et nécessaire à une personne prédisposée à la phthisie ou à une personne qui n'en est qu'à la première période de la maladie, autant cette même atmosphère est défavorable et même dangereuse pour quelqu'un dont les poumons renferment des tubercules en voie de ramollissement : dans ce dernier cas, l'évolution des tubercules est favorisée, et la fonte tuberculeuse s'opère avec une telle rapidité que, ni le dynamisme vital, ni les agents médicamenteux qui pourraient lui venir en aide, n'ont pour ainsi dire le temps de s'opposer à la désorganisation matérielle.

Au surplus, ce serait être injuste que de faire retomber sur les médecins la faute des directions erronées indiquées aux phthisiques, car le plus grand nombre des médecins n'ayant jamais fait d'autre voyage que celui de la Faculté devant laquelle ils ont été reçus docteurs à la localité où ils se sont fixés pour exercer la médecine, et où ils ont été tout d'abord absorbés par les obligations toujours croissantes de la pratique médicale, ils ont bien été forcés de s'en rapporter aux auteurs en réputation.

On voit, par ce qui précède, combien il importe : 1° que le médecin s'assure de l'état des poumons par une auscultation et une percussion pratiquées avec un soin minutieux; 2° qu'il connaisse le climat sous lequel il envoie vivre son malade. L'on voit aussi combien il importe au malade de suivre docilement l'avis d'un médecin éclairé et consciencieux,

et de ne pas choisir lui-même le lieu de sa résidence d'hiver.

On pense généralement, et avec raison, que les
climats froids et humides sont la cause la plus effi-
ciente du développement de la phthisie, parce que
le froid et l'humidité réunis déterminent des inflammations fréquentes des bronches. Le froid et
l'humidité combinés sont aussi les causes les plus
ordinaires des maladies du système lymphatique,
de la scrofule et du rachitisme. Toutefois, ces diverses manifestations pathologiques, surtout lorsqu'elles sont dues à l'hérédité, se développent tout
aussi bien dans les régions tempérées, et même
dans les contrées méridionales, que dans les pays
froids; car la cause la plus énergique du développement de la phthisie, de la scrofule et du rachitisme est bien évidemment, *dans tous les pays
du monde, l'habitation dans des maisons rendues
malsaines par l'humidité et par la privation habituelle d'un air pur.* Et cela est si vrai que dans
plusieurs villages des Pyrénées parfaitement situés
sur le penchant des montagnes, où un air fortement
oxygéné semblerait devoir exclure toute idée de
maladie, j'ai vu des paysans atteints de phthisie,
de lymphatisme et de scrofule. Il est vrai de dire

aussi qu'après avoir pénétré dans les réduits ob-
scurs et infects où ces gens passent une bonne
partie des journées et *toutes leurs nuits* dans un
méphitisme impossible à décrire, je me suis facilement expliqué leur dégénérescence physique.

Nice jouit d'une réputation de salubrité justement méritée ; mais, dans les pays les plus salubres,
il existe des causes permanentes d'insalubrité aux-
quelles on doit s'efforcer de se soustraire ; ces
causes dépendent, en général, de l'homme beaucoup
plus que de la nature, et c'est à Nice surtout que
ceci est d'une désolante vérité ; car tandis que, dans
ce pays privilégié de Dieu, toutes les choses de la
nature semblent avoir été faites exprès pour offrir
à l'homme un séjour aussi délicieux que salubre,
les choses faites par l'homme, au contraire, semblent avoir été disposées de manière à miner et à
détruire les plus robustes constitutions.

Pour apprécier toute la justesse de ce que j'a-
vance, il suffit d'avoir passé huit jours à Nice et
d'avoir parcouru, d'une part, ces riantes et fertiles
campagnes, où, pour mieux dire, cet immense
jardin qui entoure la ville, de l'ouest à l'est en passant par le nord, et qui la sépare des collines formant un amphithéâtre protecteur contre les vents

froids du nord; et, d'autre part, d'avoir visité la partie de la ville située au pied du *Château*, ce que l'on appelle le *vieux Nice*. Il n'y a que les personnes qui connaissent la partie moresque de la ville d'Alger et les mille méandres formés par les ruelles escarpées qui la sillonnent qui puissent se faire une juste idée des rues qui, groupées au pied de la colline désignée à Nice par le nom de *Château*, contiennent la majeure partie de la population niçoise.

Aussi les habitants de Nice ont compris depuis longtemps que s'ils ne disposaient pas un ou plusieurs quartiers dans des conditions de salubrité telles que les étrangers qui, ainsi que je l'ai dit plus haut, viennent ici, en général, pour des raisons de santé, pussent y vivre commodément et *sainement*, ces mêmes étrangers leur feraient bientôt défaut. Et c'est par ces motifs qu'ont été successivement bâtis ces splendides hôtels qui règnent le long de la rive droite du Paillon, et ces riantes villas qui forment déjà comme une nouvelle cité qui s'étend vers le pont de Magnan et vers Saint-Barthélemy.

J'ai dit que le *vieux Nice* semblait avoir été bâti tout exprès pour miner et pour détruire les plus robustes constitutions; en effet, il suffit de comparer les enfants qui naissent et qui passent leur vie dans

les étroites ruelles qui grimpent autour de la base
du Château, avec les enfants des étrangers et des
Niçois qui habitent les vastes rues situées près de
l'embouchure du Paillon, pour se convaincre que
je n'avance rien qui ne soit malheureusement vrai.
Les premiers, les enfants du *vieux Nice*, sont pâles,
étiolés ; un grand nombre d'entre eux portent, pour
les yeux exercés d'un médecin surtout, des signes
non équivoques de scrofule et de rachitisme. Les
seconds, au contraire, ont un air de santé qui est
la preuve la plus convaincante de la salubrité du
climat de ce pays. Ceci est tellement sensible pour
les étrangers que tous en font la remarque en arrivant à Nice, et que si l'on s'en rapportait à ce que
l'on voit dans les vieux quartiers, et surtout si l'on
se laissait impressionner par l'aspect chétif d'un
grand nombre d'enfants du peuple, sans tenir
compte des détestables conditions d'habitation dans
lesquelles ils se trouvent, on serait tenté de quitter
Nice dès le lendemain de son arrivée, surtout lorsqu'on a des enfants en bas âge.

Et cependant, sous un climat comme celui de
Nice, en observant convenablement les règles de
l'hygiène, en tenant compte des recommandations
spéciales que l'on trouvera dans ce livre, on peut

espérer non-seulement mener les enfants à bien, mais encore en faire des hommes et des femmes vigoureux et sains, capables de produire de puissantes et fortes générations successives.

Je répéterai donc ici ce que déjà j'ai écrit ailleurs et ce que je ne cesserai de répéter, que l'*air pur* est l'élément le plus nécessaire à la vie, et que la phthisie tout aussi bien que la scrofule sont, dans la plupart des cas, occasionnées par un séjour prolongé et réitéré dans une *atmosphère impure*.

J'ajouterai à ceci qu'une mauvaise nourriture habituelle rentre aussi pour une grande part dans les conditions défavorables qui prédisposent à la phthisie. Les habitants de certains villages des Pyrénées dont je parle ci-dessus, et ceux de Nice et de Villefranche, en sont une preuve.

Ainsi que l'a fort bien dit le docteur Fourcault dans son remarquable ouvrage sur la phthisie pulmonaire, « la phthisie apparaît chez l'être humain » partout où se trouvent les conditions de déve- » loppement de cette maladie, et tout individu » privé d'air *pur*, de lumière, d'exercice; tout » individu soumis en outre, dans ces conditions, » à une atmosphère *humide*, qu'elle soit chaude » ou froide, finit par devenir phthisique. »

Il est entendu qu'outre la phthisie *acquise* par suite de conditions mauvaises d'habitation, d'aération et d'alimentation, sorte de phthisie qui semble le partage presque exclusif des classes pauvres, il y a encore la phthisie *héréditaire*, funeste héritage transmis de générations en générations, et qui semble être plus particulièrement l'apanage des classes riches. Mais peu importe l'origine du mal ; il est évident que si l'on place celui qui en est atteint dans les meilleures conditions hygiéniques possibles, on conservera, dans tous les cas, certaines chances, non-seulement de prolonger son existence, mais encore d'arriver à la guérison de la maladie ; tandis que le plus simple raisonnement doit conduire à penser que les conditions de stimulation et de tonicité, si utiles et même si nécessaires lorsque la phthisie est imminente ou qu'elle ne fait que commencer et lorsque le tempérament lymphatique prédomine, doivent, au contraire, contribuer à hâter le ramollissement des tubercules et la désorganisation du poumon quand la maladie est parvenue à sa seconde phase, surtout lorsqu'on a affaire à des tempéraments sanguins ou nerveux.

J'ai dit plus haut que jusqu'à présent les médecins, en portant un jugement sur les stations d'hiver que la routine recommande aux phthisiques d'une manière absolue, n'avaient jamais tenu compte des *degrés divers de cette maladie*, et que c'était à cela qu'étaient dus bien des mécomptes éprouvés par les malades et beaucoup de fausses appréciations faites par les médecins. Et je le prouve.

Je trouve dans une brochure que j'ai sous les yeux les lignes suivantes : « Pourquoi à Malte et » dans l'Archipel de la Méditerranée, quand les » flottes anglaises parcourent ces parages, les indi- » vidus à poitrine délicate succombent-ils bientôt » à la phthisie ? »

Cette assertion a été empruntée à M. le professeur Andral, ou tout au moins elle est exprimée dans un de ses ouvrages. J'y répondrai en disant que si les marins qui ont la poitrine délicate succombent rapidement lorsque la flotte anglaise stationne dans les parages de Malte ou de l'Archipel, c'est que ces marins ont dans les poumons des tubercules en voie de ramollissement, et que, sous l'influence d'un air beaucoup plus vif et par conséquent plus stimulant que celui des régions septentrionales, la fonte tuberculeuse marche avec une rapidité parfois effrayante, parce que la phthisie passe alors de l'état chronique à l'état aigu.

Je combattrai de la même manière certaines assertions développées par Fodéré, relativement à Nice et à Marseille, dans un ouvrage intitulé : *Voyage aux Alpes maritimes* (écrit en 1821 sur des données recueillies en 1802), ouvrage dans lequel cet auteur s'est, à mon avis, complétement fourvoyé en attribuant à l'atmosphère de la Méditerranée ce qu'il faut attribuer à deux autres causes dont je parlerai après avoir passé en revue ce que dit Fodéré. Je citerai textuellement cet auteur, et cette citation sera, je le pense, d'un utile enseignement, car elle m'aidera à élucider l'intéressante question que je traite en ce moment, et il ne me sera pas difficile de prouver combien, à un moment donné, un homme, même très-éminent, peut être induit en erreur par de fausses appréciations.

« On trouve, dit ce médecin, plusieurs poitri» naires à Nice, à Villefranche, et sur toute la » côte maritime, où les scrofules sont communes. »

Il est peu de régions du globe où la phthisie ne se développe ; mais il y en a, et Nice et Villefranche sont du nombre, où la phthisie ne se développe, pour ainsi dire, que lorsque l'homme y aide beaucoup. Ainsi que je l'ai dit, une certaine partie de la population niçoise, ainsi que de la population

de Villefranche, passe sa vie dans des habitations
qui sont de nature à favoriser le prompt développe-
pement de la phthisie et de la scrofule, et, malgré
ces conditions si défavorables, il n'y a dans ces deux
localités qu'un très-petit nombre de phthisiques.
Seulement, ceux des indigènes de ces deux villes
qui sont atteints de phthisie acquise ou héréditaire
arrivent promptement à la période de ramollissement des tubercules, et parviennent à la terminaison fatale avec une rapidité remarquable.

Fodéré s'étonne « que les anciens médecins aient
» envoyé les phthisiques sur les plages maritimes,
» parce que de nos jours, dit-il, l'observation mé-
» dicale faite sur les lieux prouve, d'une manière
» irrésistible, que l'air de la Méditerranée est con-
» traire à ces malades. » Et il ajoute : « J'en avais
» vu succomber un grand nombre à Marseille, et je
» croyais que l'air trop sec et trop vif de cette ville
» était ce qui leur nuisait le plus ; mais l'air plus
» chaud, plus mou et plus humide de Nice ne leur
» est pas plus avantageux : tous les malades atta-
» qués de phthisie tuberculeuse héréditaire y pé-
» rissent, ainsi qu'à Villefranche, dès leur plus
» tendre jeunesse. Ici la maladie n'est pas chro-
» nique, comme dans la Suisse, sur les bords de la

» Saône et en Alsace ; mais je l'ai vue très-souvent
» se terminer dans quarante jours, et un médecin
» des pays que je viens de nommer serait surpris
» de la promptitude avec laquelle les hémoptysies
» se succèdent ; les tubercules suppurent et les
» poumons se détruisent. Les Anglais en font tous
» les ans la triste expérience, et leur cimetière,
» situé à la *Croix-de-Marbre*, en fournit la preuve. »

Fodéré aurait dû s'étonner que les anciens médecins, tout aussi bien que les modernes, n'aient
pas eu l'idée de se demander si, par aventure, le
degré de la phthisie n'était pas pour quelque chose
dans les mécomptes qu'ils éprouvaient si souvent
en envoyant leurs malades habiter le littoral méditerranéen. S'il avait examiné la question à ce point
de vue, qui est le seul véritable, il n'aurait pas
tardé à reconnaître qu'en général, et de temps pour
ainsi dire immémorial, beaucoup de phthisiques
sont venus mourir, soit à Marseille, soit à Hyères,
soit à Nice, parce que les médecins, pour ne pas se
mettre en contradiction avec les familles imbues de
ce préjugé séculaire qui consiste à croire que les
régions chaudes et le littoral méditerranéen guérissent la phthisie, ont toujours envoyé leurs malades
dans le midi de la France, d'une manière *absolue*

et sans jamais tenir compte *des diverses phases* de la phthisie. Il aurait pu reconnaître aussi que « l'observation médicale, qui prouve d'*une manière* » *irrésistible* que l'air de la Méditerranée est con- » traire à ces malades », est une observation erronée en tant qu'elle est *absolue*, et qu'elle ne saurait avoir de justesse qu'autant que de l'*absolu* elle passe au *relatif*.

Notre auteur a parfaitement raison lorsqu'il dit qu'à Nice la phthisie n'affecte pas la forme chro- nique, mais bien la forme aiguë. Ainsi que je l'ai dit plus haut, les vieux quartiers de Nice favorisent singulièrement le développement de la scrofule et de la phthisie ; la mauvaise alimentation des classes inférieures aide à la chose ; puis vient l'action to- nique du climat, qui fait mourir en quelques mois des phthisiques qui, sous des latitudes plus septen- trionales, auraient vécu des années.

Mais continuons à citer : « On peut bien en » accuser (de la rapidité de la marche de la » phthisie) les variations brusques qui se succè- » dent dans l'atmosphère de cette contrée; mais » dans quels pays ces variations n'ont-elles pas » lieu? Et cependant cette marche rapide de la » phthisie pulmonaire est assez rare partout ail-

» leurs ; et dans l'intérieur des terres, dans des
» contrées plutôt froides et humides, sans jamais
» donner des espérances solides de guérison, la
» maladie peut faire souvent une assez longue
» trêve. Il doit donc exister un autre principe
» malfaisant sur les bords de notre Méditerranée,
» et je ne saurais le voir que dans quelques-uns
» des éléments des sels muriatiques que l'analyse
» fait trouver en abondance dans tous les végé-
» taux de ces parages ; soit le gaz acide muria-
» tique lui-même, ou l'un de ses composants dé-
» veloppé dans cette atmosphère par l'influence
» électro-chimique. »

Consacrant dans ce livre un chapitre spécial à
l'influence des bains de mer sur les scrofuleux et
sur les phthisiques, c'est dans ce chapitre que je
réfuterai l'opinion de Fodéré sur l'action prétendue
mauvaise de l'atmosphère maritime, par suite de
l'acide chlorhydrique (muriatique) que, selon lui,
elle contiendrait.

« D'après cela, continue notre auteur, je crois
» qu'il est contraire à l'observation et à l'expérience
» de conduire les phthisiques par tubercules sur
» les bords de la mer. D'où vient donc l'habitude
» constante de les y envoyer ? Y a-t-on jamais obtenu

» quelque guérison ? Si on en a obtenu en effet,
» ce que j'ignore, ce n'a pu être que chez des corps
» flegmatiques et dans des fausses phthisies, des
» phthisies muqueuses. »

L'habitude d'envoyer les phthisiques sur le littoral
méditerranéen vient, je le répète, de ce que jamais
l'on n'a tenu compte du degré de la maladie ni de la
constitution individuelle des malades, et de ce que
le hasard ayant fait que quelques phthisiques au premier degré et de constitution molle et lymphatique
se sont bien trouvés de l'habitation dans le midi de
la France, la mode, — ce tyran tout à la fois ridicule et dangereux, — a voulu que tous les phthisiques, sans distinction, y fussent envoyés.

« M'occupant de recherches sur les positions les
» plus favorables au développement de la phthisie
» héréditaire, dit plus loin Fodéré, je vis avec
» plaisir qu'elle était rare aussitôt que l'on a passé
» les premières montagnes qui couvrent la vue de
» la mer : ainsi je n'en trouvai point à *Lescarena*,
» *Luceram*, *Peglia*, *Peglion* et *Sospello*; mais je la
» revis à Breglio, joli village en plaine, où la Roya
» se détourne pour entrer dans le territoire de la
» Ligurie. Je jugeai d'abord, à la physionomie et à
» la rougeur des pommettes de plusieurs jeunes

» personnes, qu'il devait se trouver parmi elles des
» scrofuleuses et des poitrinaires, et je fus bientôt
» confirmé dans ce jugement par un travail que
» M. Cotalorda, curé de la paroisse, voulut bien
» faire avec moi sur les registres des morts depuis
» plusieurs années; j'y trouvai une grande morta-
» lité de vingt à trente-cinq ans, et cet ecclésias-
» tique instruit m'apprit que c'était de phthisie que
» la plupart des jeunes gens mouraient, et qu'il
» avait dans sa paroisse plusieurs familles où cette
» maladie était héréditaire. Or, en examinant la
» position topographique de Breglio, je vis que ce
» village était privé du soleil levant par l'ombre
» d'une montagne, et qu'il est constamment rafraî-
» chi par un vent humide du sud-est qui arrive de
» la mer et qui enfile la gorge de la Roya, circon-
» stances propres aux engorgements glanduleux,
» et par conséquent à la formation des tubercules.
» Cependant je crois que ces circonstances sont
» encore favorisées chez le sexe par la profession à
» laquelle il est livré dès sa plus tendre enfance,
» celle de fabriquer des dentelles; cette occupa-
» tion, indépendamment de la vie sédentaire qu'elle
» exige, obligeant le corps à se tenir presque
» constamment courbé. »

4

Il paraîtra évident que si, parmi les jeunes filles dont parle ici Fodéré, un certain nombre étaient phthisiques par hérédité, la majeure partie d'entre elles avait acquis la phthisie par suite de l'habitation dans une vallée imparfaitement soumise à l'action du soleil, et où d'ailleurs l'humidité naturelle au sol de la vallée de la Roya était encore accrue par les courants humides chassés de la surface de la mer par le vent de sud-est. Mais ce qui, surtout, devait occasionner la phthisie chez ces jeunes paysannes, c'était bien évidemment, indépendamment d'une nourriture peu substantielle, le séjour continuel dans des chambres mal éclairées et plus ou moins humides, conditions indispensables à la fabrication de la dentelle. On sait, en effet, que les dentellières sont obligées de travailler constamment dans des rez-de-chaussée humides, afin d'empêcher que le fil si délié qu'elles emploient se casse, ce qui arriverait fréquemment dans une atmosphère sèche et chaude. Il en est de même, au surplus, des tisserands. Or, l'on sait aussi que les dentellières et les tisserands fournissent un grand nombre de scrofuleux et de phthisiques, et je me rappelle avoir vu jadis à Lille un grand nombre de jeunes filles en proie à ces deux maladies, par suite du séjour forcé qu'elles faisaient dans les caves qu'elles habitaient et où elles fabriquaient de la dentelle.

Une dernière citation nous fera voir qu'il s'en est fallu de bien peu que Fodéré n'ait indiqué la véritable cause du grand nombre de décès observés parmi les phthisiques amenés dans les régions méridionales :

« La fonte des tubercules, dit cet auteur, étant
» ce qui conduit les phthisiques au tombeau, il me
» semble rationnel d'examiner d'abord dans laquelle
» de ces deux températures, chaude ou modéré-
» ment froide, cette fonte se fera plus rapidement :
» ce qui se passe à Nice est une preuve que c'est
» dans le premier cas, et qu'il doit y avoir plus de
» chances de prolongement dans un climat plus
» tempéré. »

Il ne restait, on le voit, qu'à déduire la conséquence et à dire : Puisque la fonte des tubercules a lieu plus rapidement sous l'influence des climats méridionaux et sous l'influence plus ou moins tonique du voisinage de la mer, il convient de n'amener jamais sur le littoral méditerranéen aucun phthisique arrivé à la période de ramollissement. Mais comme, d'un autre côté, une certaine

stimulation et le séjour dans une atmosphère sèche
et chaude sont favorables à certaines constitutions
molles et lymphatiques, et conviennent aussi, en
tenant compte du tempérament, dans certains cas
de prédispositions à la phthisie ou de phthisie au
premier degré, il importe de ne pas attendre trop
tard pour retirer des climats méridionaux tout le
bénéfice qu'ils peuvent procurer, et il faut par
conséquent envoyer à Nice les scrofuleux et les
phthisiques au premier degré, et se garder d'y envoyer les phthisiques au second degré, toujours en
tenant compte de la constitution.

Si j'ai cité si longuement Fodéré, c'est que cet
auteur est bien certainement celui dont les travaux
scientifiques sur Nice sont les plus remarquables,
et qui a le mieux traité toutes les questions d'économie sociale, d'histoire et de géographie médicale
qui se rattachent à l'ancien et au nouveau département des Alpes-Maritimes.

On voit donc, par tout ce qui précède, que si,
relativement à l'influence du climat de Nice sur les
phthisiques, des opinions diamétralement opposées
ont été émises et le sont encore chaque jour, c'est
que la question n'a point jusqu'ici été envisagée
sous son véritable jour. Que résulterait-il infaillible-

ment de cet état de choses? C'est qu'à un enthou-
siasme irréfléchi, à un véritable engouement, suc-
céderait, dans un avenir peu éloigné, une sorte de
répulsion instinctive pour le climat de Nice, quant
à son influence sur la phthisie pulmonaire, et que
cette répulsion ne serait pas plus motivée que l'engouement qui l'aurait précédé.

J'ai cherché à rectifier les idées qui me semblent
avoir été faussées jusqu'à ce jour quant à l'appréciation qui a été faite du climat de Nice, et j'espère
avoir réussi à prouver que ce climat, « excellent
entre les plus privilégiés, » ainsi que le dit si justement le docteur Sulzer (Lettres sur Nice, 1775),
peut rendre d'immenses services; mais qu'il peut
aussi produire les plus désastreux effets. C'est donc
une arme à deux tranchants dont il faut savoir se
servir.

CHAPITRE II

Voici ce que dit Fodéré relativement au développement de l'enfance et de la jeunesse dans le pays de Nice et relativement à la mortalité : « Dans » toutes les parties méridionales de ce pays, les » enfants commencent dès l'âge de six à huit ans » à être utiles à leurs parents ; ils y sont partout » d'une grande vivacité, bientôt développés, et » dans les endroits secs et élevés, comme à Peri- » naldo, ils marchent le plus généralement à dix » mois. L'âge de quatorze à quinze ans est celui où » l'on commence à les initier aux gros travaux de la » campagne. L'homme des champs continue ces » travaux sans interruption pendant toute sa vie ; » on y voit des vieillards de soixante et dix ans en » pleine vigueur et travaillant comme dans leur,

» jeunesse. Cet âge est ordinairement celui où l'on
» cesse de travailler dans les terrains secs et élevés
» de la partie méridionale, tandis que l'on est sus-
» ceptible de travailler plus longtemps là où les
» champs sont d'une culture facile, comme à Nice
» et à Menton. »

Puis il ajoute un peu plus loin : « La chaleur
» modérée réunie à une nourriture suffisante est un
» principe puissant pour développer et entretenir
» longtemps dans leur intégrité les forces de la vie ;
» tandis que le froid, les fatigues excessives, la
» mauvaise nourriture et la privation du vin, sont
» des puissances affaiblissantes qui retardent, di-
» minuent et abrégent les diverses fonctions de la
» vitalité. »

Plus loin encore, Fodéré dit : « Que les vieil-
» lards de soixante à cent ans forment environ le
» vingtième de la population, ce qui démontre que
» le climat des Alpes maritimes est très-favorable à
» l'espèce humaine... Le dépouillement des regis-
» tres mortuaires de la ville de Nice, pour plus de
» vingt ans, donne, année commune, 857 décès sur
» lesquels on trouve annuellement 100 à 106 vieil-
» lards, dont 80 de l'âge de soixante à quatre-vingts
» ans ; 26 de quatre-vingts à quatre-vingt-dix ans,

» Il est à remarquer dans la statistique des décès :
» 1° que l'âge de la puberté, dans les deux sexes,
» n'est pas très-défavorable dans cette contrée,
» puisque c'est celui qui est le moins chargé de
» décès ; 2° que l'âge de la cessation des règles
» n'est pas non plus très-orageux. »

Tout ce qui précède tend à prouver que le climat du pays de Nice est des plus favorables à la santé et à la vitalité. On peut donc conclure aussi que ce climat ne peut qu'avoir une heureuse influence sur les jeunes gens des deux sexes prédisposés au lymphatisme et à la scrofule.

Fodéré, dans un passage du livre que j'ai déjà cité, dit : « Que si l'on a obtenu quelques guérisons chez des phthisiques amenés au bord de la » mer, ce n'a pu être que dans les cas où l'on avait » affaire à des *corps flegmatiques et dans des fausses* » *phthisies, des phthisies muqueuses.* »

Il est heureux que cet auteur, fort éminent du reste, mais qui, je ne sais trop pourquoi, s'est montré passablement partial dans ses appréciations du climat de Nice, ait bien voulu reconnaître, en passant, que l'air de la mer n'était pas défavorable aux corps flegmatiques, comme il les appelle, c'est-à-dire aux individus à constitution molle, lymphatique et prédisposés à la scrofule. Il y a là une question d'un haut intérêt.

J'ai dit, dans mon *Introduction,* que j'espérais faire connaître Nice sous un nouveau point de vue médical, et rendre ainsi service à bien des pères et à bien des mères de famille qui voient avec désespoir leurs enfants n'avancer en âge que pour aboutir à une détérioration progressive et à une terminaison fatale anticipée. Je dirai donc aux parents dont les enfants, soit par hérédité, soit par un tempérament éminemment mou et lymphatique, ou par toute autre cause, sont prédisposés à la scrofule, à la tuberculisation et, par suite, à la phthisie, qu'ils ne peuvent choisir une meilleure résidence que Nice pour refaire, pour ainsi dire, la constitution de leurs enfants.

Il est aujourd'hui pour moi une chose bien avérée : c'est qu'une mauvaise constitution peut être complétement modifiée par un séjour de quelques années à Nice, à la condition toutefois que l'on suivra ici, comme partout, les avis d'un médecin qui a étudié la localité à ce point de vue.

Autant donc je détournerai tout individu atteint de phthisie arrivée au degré du ramollissement des tubercules de venir habiter Nice, surtout lorsqu'il

sera doué d'un tempérament nerveux et d'une constitution sèche, autant je dirai et je répéterai aux
parents d'amener ici leurs enfants, lorsque ces enfants auront en partage une malheureuse prédisposition à la scrofule et au lymphatisme, et aussi,
pour me servir d'une expression vulgaire, lorsqu'ils
auront la poitrine délicate, l'action salutaire du
climat de Nice pouvant se produire à partir de la
première enfance jusqu'à l'âge de vingt ans et au
delà.

C'est là, à bien dire, l'unique but que je me suis
proposé en écrivant ce livre; car après avoir lu tout
ce qui a été écrit sur Nice et son climat, j'ai pu
m'assurer que les uns vantaient outre mesure et sans
discernement, tandis que les autres dépréciaient
systématiquement, et j'ai pu facilement en conclure
que Nice ne méritait

> Ni cet excès d'honneur, ni cette indignité;

mais que ce climat privilégié était une arme dont il
fallait savoir se servir.

Nice, climat *tonique* par excellence, mais non pas
excitant, convient surtout aux enfants débiles, aux
jeunes gens des deux sexes à constitution molle et
lymphatique.

Tous les médecins qui ont étudié avec un peu de persévérance les si importantes questions d'hygiène qui se rattachent aux influences des divers climats sur l'être humain, savent que l'air est plus tonique sur les bords de la mer que dans l'intérieur des terres ; qu'il est plus vif aussi dans les montagnes que dans les plaines, et que ce sont ces différences de composition et surtout de *manière d'être* de l'air, — car l'analyse chimique laisse jusqu'à ce jour tout à désirer sous ce rapport, — qui font que telle région ou telle *altitude* conviennent mieux, sous un climat donné, à tel ou tel individu, que l'habitation dans d'autres régions ou à d'autres *altitudes*.

Nice et les campagnes environnantes présentent, sous une latitude qui n'est pas très-méridionale (43° 41″), une variété climatérique ou, pour mieux dire, des nuances climatériques telles que l'on peut choisir l'habitation qui convient à tel tempérament ou à telle constitution plutôt qu'à telle autre. Cette ville est une des mieux abritées de toutes celles qui bordent, au nord, la Méditerranée. Son territoire est une plaine qui a l'aspect de l'arène d'un vaste amphithéâtre faisant face à la mer. Bornée à l'est et à l'ouest par de longues collines qui vont par gradins successifs s'adosser, vers le

nord, à de hautes montagnes, elles-mêmes domi-
nées par un double rang de monts plus élevés, cette
plaine doit à cette position, unique dans l'Europe
méridionale, la renommée dont elle a joui à toutes
les époques de l'histoire, et qu'elle mérite réellement à cause de la salubrité et de la douceur de son
climat.

Depuis que j'ai pu apprécier le climat de Nice et
ses prétendues variations, *excessives* et *brusques*,
s'il faut en croire certaines personnes qui n'ont pas
pris le temps d'étudier cette question avec tout le
sérieux qu'elle comporte, j'ai pu me convaincre de
l'exagération de ces jugements portés la plupart du
temps sans connaissance de cause, et parfois aussi
dans un esprit de dénigrement.

J'ai beaucoup étudié la question des climats, et,
après avoir apprécié ce que disent à ce sujet les auteurs les plus en renom, après avoir examiné la
question au point de vue des lignes isothermes, je
suis resté convaincu qu'il n'y a sur le globe qu'un
seul point connu aujourd'hui, — peut-être en dé-
couvrira-t-on plus tard d'autres, — où, à bien
dire, il n'existe pas de variations de température :
cette région fortunée est située dans la Polynésie.
C'est là, c'est surtout à Tahiti, qu'il faut que se

transportent les personnes qui ont la prétention,
peu sensée à mon avis, de vivre sous un ciel sans
variations atmosphériques. Je dis prétention peu
sensée, parce que l'on sait que les indigènes de ces
régions ne vivent pas plus vieux que nous autres
Européens, et que la science nous apprend qu'en
dernière analyse les commotions atmosphériques
modérées ont pour *effet salutaire* de purifier l'air
en le déplaçant. Ce qu'il faut faire, ce n'est pas de
chercher un pays *sans variations atmosphériques;*
c'est de savoir choisir la région qui en offre le
moins, et de savoir, en se conformant aux règles de
l'hygiène, se préserver des atteintes de ces variations. Veut-on une preuve de plus que les variations atmosphériques, dont certaines personnes
tiennent tant de compte, n'influent pas autant
qu'on veut bien le dire sur les organes respiratoires? qu'on lise ce qu'écrivait de Mianeh, Perse,
le 9 octobre 1859, au président du Conseil de santé
des armées, le docteur Tholozan, officier supérieur
du corps médical militaire français, en mission près
le shah de Perse, en qualité de premier médecin :
« Un des faits médicaux les plus singuliers que j'ai
» relevés ici, c'est la rareté des affections graves
» de l'appareil respiratoire; je veux parler surtout

» de la *phthisie;* de la *pleurésie,* de la *pneumonie.*
» Ce fait montre jusqu'à quel degré ces maladies
» sont indépendantes des vicissitudes atmosphéri-
» ques, car nulle part peut-être les variations ther-
» mométriques du milieu respirable ne sont aussi
» fréquentes, aussi marquées, aussi fortes qu'en
» ce pays. Une des conditions les plus remarquables
» de l'atmosphère de la Perse, c'est la grande séche-
» resse de l'air. Malgré le refroidissement considé-
» rable qui a lieu pendant la nuit, il ne se dépose
» pas de rosée. »

Il s'ensuit de ceci qu'en Perse, tout aussi bien
qu'à Nice, la phthisie est très-rare, mais que lorsque des phthisiques arrivés à un certain degré vont
habiter la Perse, ils y succombent sans doute tout
aussi rapidement qu'ils le font à Nice. Des deux
côtés, le tubercule ne se produit ou ne se développe
pas; mais, quand il est développé à un certain degré, il évolue vite.

Il faut, au surplus, bien tenir compte d'une chose
à laquelle la plupart des personnes qui ont écrit
sur Nice ne me semblent pas avoir pris garde; il
faut tenir compte du *pays de provenance* des étrangers qui viennent à Nice pour la saison d'hiver.

Pour ne faire que deux grandes catégories, on

peut considérer les étrangers comme venant de
pays *plus méridionaux* que Nice, ou comme venant
de régions *plus septentrionales*. Ces derniers sont
bien évidemment en beaucoup plus grand nombre,
et cela se conçoit parfaitement. Les Espagnols et
les Italiens, ainsi que les Grecs, trouvent chez eux
des hivers très-supportables; tandis que les Anglais, les Prussiens, les Hollandais, les Saxons, et
surtout les Russes, les Norvégiens et les Suédois,
ayant à supporter des hivers très-rigoureux, il est
tout naturel que ceux d'entre eux qui ont les organes respiratoires très-impressionnables au froid,
et qui ont assez de fortune pour pouvoir changer
momentanément de résidence, viennent chercher,
sous une latitude tempérée, des hivers qui ne res-
semblent en rien à ceux de leur pays. Il en est de
même pour les habitants des régions est et nord de
la France.

La question étant ainsi posée, n'y a-t-il pas lieu
de s'étonner que bien des personnes qui ont écrit
sur Nice, ou, pour parler plus juste, *contre Nice,*
aient insisté sur de prétendues variations atmosphériques qui, en réalité, sont loin d'être aussi marquées et aussi fâcheuses pour l'organisme humain
que celles qui ont habituellement lieu dans les pays

que j'ai cités plus haut, et dont on ne se plaint jamais ? Pour ne parler que d'un seul point de la
France, qui donc, ayant vécu à Paris, n'a éprouvé
de très-brusques variations atmosphériques lorsque éclatent ces orages qui, si souvent, pendant le
cours de l'été, viennent fondre inopinément sur la
capitale et font descendre le thermomètre de douze
à quinze dégrés dans l'espace d'une heure ou deux ?
Et que diraient les détracteurs du climat de Nice si
on leur mettait sous les yeux le tableau des variations atmosphériques qui ont lieu chaque année
par toute la France pendant la période de printemps ? Y a-t-il donc en Europe une seule région
où, pendant le printemps, les variations atmosphériques ne soient et très-brusques et très-sensibles à
l'organisme humain, et n'est-ce pas commettre une
véritable absurdité que de fuir les variations du
printemps de Nice pour aller retomber dans celles
du printemps de l'Allemagne, de l'Angleterre, de
la Russie et même de Paris, dont un des mois à lui
seul (le mois de mars) est souvent bien autrement
rude que l'hiver de Nice tout entier ?

Et dès lors les malades qui fuient les rudes hivers
du nord n'ont-ils pas lieu de préférer, au printemps
de toutes les autres contrées de l'Europe situées au

nord du département des Alpes-Maritimes, le printemps de Nice, qui comporte relativement beaucoup moins de variations ?

Il en est, au surplus, du printemps comme de l'hiver. Que de fois ne m'a-t-on pas dit : « Vous nous vantez beaucoup l'hiver de Nice ; mais il tombe de la neige à Nice pendant l'hiver. »

Et qui donc a affirmé qu'il ne tombait jamais de neige à Nice? Mais, en toutes choses, il faut cependant tâcher de rester dans les limites du vrai. Eh bien, veut-on savoir combien de jours de neige il y a à Nice, en moyenne, par an? Tout juste autant qu'à Oran et à Bougie (Algérie), où il n'y a qu'un jour de neige sur deux années, ces trois villes se trouvant sur une ligne à peu près isotherme.

J'emprunte, au surplus, à l'excellente *Carte physique et météorologique du globe terrestre*, publiée, en 1851, par mon honorable confrère le docteur Boudin, les indications suivantes, qui parlent bien éloquemment en faveur de l'hiver de Nice.

Nombre moyen de jours de neige dans l'année : à Nice, 0,5 (c'est-à-dire une demi-journée); à Florence, 1,3 ; à Rome, 1,5 ; à Palerme, 2,5 ; à Venise, 5,5 ; à Milan, 10 ; à Paris, 12 ; à Carlsruhe, 26; à Copenhague, 30 ; à Pétersbourg, 171.

Je n'entrerai pas ici dans de plus longs détails sur le climat de Nice au point de vue de la météorologie, désirant consacrer un chapitre spécial à cette importante question. J'insisterai seulement sur l'heureuse influence qu'a ce climat sur les enfants et sur les jeunes gens des deux sexes à constitution molle et lymphathique qui s'oppose à l'évolution vitale complète ; constitution qui, dans la plupart des cas, devient pour eux une cause de prédisposition à la phthisie, quand toutefois elle n'est pas elle-même la caractéristique d'un funeste héritage.

L'hérédité joue, en effet, malheureusement, quant à certaines affections morbides, un rôle bien plus fréquent qu'on ne le pense ordinairement dans le monde. Et il serait grand temps que les personnes étrangères à la médecine voulussent bien se pénétrer de l'importance qu'il peut y avoir à conserver dans les familles des notes indiquant, de génération en génération, les maladies qui ont été causes de mort pour les membres d'une même famille. Muni de ces précieux renseignements, un médecin pourrait dans bien des cas arriver à prévenir, chez les enfants, des affections qui sont devenues causes de mort pour les parents ou pour les aïeuls.

Il serait à désirer aussi que l'on comprît tout le danger que présentent des alliances entre membres d'une même famille et entre individus débiles ou atteints de tubercules, de scrofules ou de maladies chroniques.

Je trouve dans l'excellente thèse de M. le docteur Genieys sur la phthisie la note suivante, relative aux alliances entre membres de la même famille : « De- » puis longues années, des observations d'anatomie » comparée, faites sur une grande échelle, ont » éclairé cette question de l'influence héréditaire. » On a pris le soin, en Angleterre, de choisir, au » milieu de troupeaux considérables, des béliers et » des brebis parfaitement constitués ; on a fait » croiser, *uniquement entre eux*, les rejetons jusqu'à » la troisième génération, et l'on a reconnu qu'alors » tous les sujets étaient malingres, difformes, et » présentaient constamment des tubercules, non- » seulement dans les poumons, mais encore dans » les os. »

La question de l'hérédité est donc des plus sé- rieuses. Mais comme pour bien des gens elle inté- resse l'amour-propre, — car beaucoup de per- sonnes croiraient porter atteinte à leur propre con- sidération si elles avouaient que leur père ou leur

mère sont morts phthisiques, syphilitiques, scrofuleux, etc., — nous ne pouvons guère espérer
qu'elle soit comprise avant qu'une instruction un
peu plus solide que celle qui est généralement ré-
pandue soit devenue l'apanage du plus grand
nombre. Aujourd'hui, en général, on semble mettre
un sot amour-propre à ne pas vouloir être affecté
de telle ou telle maladie. Et tandis que souvent
l'œil exercé du médecin découvre à première vue
les signes non équivoques d'un vice herpétique,
scrofuleux, syphilitique ou autre, le malade s'in-
digne qu'on puisse le soupçonner de n'être pas
parfaitement sain de corps ; il m'est arrivé de voir
des personnes s'offenser grandement de ce que je
leur proposais d'employer certains remèdes connus
par leur spécificité, convaincues qu'elles étaient —
ou qu'elles voulaient paraître — de ne s'être jamais
placées dans des conditions favorables à la conta-
gion. Leur déclarer qu'il était possible que l'affection qui minait à leur insu leur santé provînt de
leur père ou de leur mère était chose bien plus
ardue encore ; car, à leur étroit point de vue, c'eût
été porter atteinte à la considération des membres
de leur famille.

Et cependant, de récentes expériences viennent

de confirmer d'une manière éclatante un fait acquis depuis fort longtemps à la science, savoir : que le sang de la mère communique avec celui du fœtus, et qu'un enfant peut, par conséquent, recevoir avec la vie le germe d'une maladie.

En 1840, M. Flourens présenta à l'Académie des Sciences des squelettes de pigeons et de jeunes porcs dont les os étaient complétement rougis par l'action d'une nourriture mélangée de garance. Variant ses recherches sur l'absorption de la matière colorante, il lui fut même possible d'obtenir alternativement des couches d'os colorées et des couches sans coloration, en faisant manger pendant certaines périodes de temps de la garance à des animaux et en suspendant cette alimentation de temps à autre. Ces expériences étaient concluantes ; elles prouvaient que l'alimentation a pour but de reconstituer incessamment le corps des animaux, qui subit de continuelles déperditions de matière ; elles prouvaient encore qu'à l'aide du dynamisme vital, et par suite de l'absorption, le corps humain, tout aussi bien que celui des animaux, peut s'assimiler et s'assimile réellement les molécules de certains corps de la nature.

Dans la séance du 4 juin 1860, M. Flourens a

présenté à l'Académie des Sciences un fait beaucoup plus curieux. Il ne s'agit plus des os de
l'animal même, nourri avec de la garance ; il s'agit
d'un fœtus dont tous les os sont devenus rouges,
et du plus beau rouge, par cette seule circonstance
que la mère a été soumise à un régime mêlé de
garance pendant les quarante-cinq derniers jours
de la gestation. Ici, non-seulement les os de la
mère, mais encore ceux du fœtus ont subi physiologiquement l'action de la garance. Il ressort
donc évidemment de ce fait que le sang du fœtus
communique directement avec le sang de la mère,
et que par conséquent tous les éléments, tous les
principes, jusqu'aux principes et aux éléments
pathogéniques eux-mêmes, peuvent être transpor-
tés de la mère au fœtus par le torrent de la circulation.

Dans la même séance de l'Académie des Sciences,
M. Coste, qui, comme on le sait, a fait de grands
travaux sur l'embryogénie, est venu confirmer
pour ainsi dire les expériences de M. Flourens, en
signalant un fait curieux de coloration transmise
par la mère ; non point à l'embryon ou au fœtus
développé, mais à l'œuf lui-même et à la substance du germe, avant que cette substance ait

subi aucune des transformations dont elle doit
devenir le siége, pour créer les premiers linéaments
de l'être nouveau. C'est là le témoignage visible
de la manière dont l'hérédité marque chaque être
d'une empreinte originelle, et introduit avec la
vie les éléments de la santé ou de la maladie, selon que ces éléments proviennent de source pure
ou de source viciée.

Le fait auquel M. Coste a fait allusion est em-
prunté aux poissons de la famille des *salmonidés*.
Lorsque, dans cette famille, la chair des femelles
est imprégnée de la matière particulière qui lui
donne cette teinte plus ou moins intense connue
sous le nom de *couleur saumonée*, le contenu des
œufs que pondent ces femelles est lui-même im-
prégné de cette matière colorante, et l'intensité
de cette coloration est proportionnée à celle de
la mère. Si, au contraire, les femelles sont placées
dans des conditions où leur chair perd cette
teinte, les œufs qu'elles pondent dans ces nouvelles circonstances n'en portent plus de traces;
ils sont blancs comme la chair de la mère dont
ils proviennent. Or si, en donnant à la chair de
la mère, par le seul fait de l'action des milieux
ambiants, une qualité aussi fugitive, on peut faire

que cette qualité soit répercutée dans la substance
du germe, on voit comment, quand il s'agit d'une
diathèse scrofuleuse, tuberculeuse, etc., le mal
devient nécessairement un héritage; et cet héritage
ne se borne pas à l'introduction de l'élément morbide dans un point quelconque, mais il s'infuse
dans l'organisme tout entier, ce qui peut se démontrer par la manière dont cet organisme se constitue.

En effet, les premières modifications que subit
la matière dans l'œuf *fécondé*, — et c'est ici que
l'on voit qu'un vice pathogénique peut provenir du
père tout aussi bien que de la mère, — consistent
dans une *segmentation* qui convertit cette matière
en sphères granuleuses, dont l'assemblage va, par
simple juxtaposition, créer, sous le nom de *blastoderme*, la forme initiale de l'embryon. Chacune
de ces sphères, émanation de la matière primitive
altérée, porte donc avec elle une part de l'élément
morbide, et cet élément, présent dans tout le nouvel être, donne l'explication de la formation des
diathèses. M. Coste a fait ressortir aussi, par l'expérience de M. Flourens, comment ces transmissions pouvaient s'aggraver pendant la gestation,
puisque les éléments introduits artificiellement dans
l'organisme de la mère passent dans celui du fœtus.

Heureusement que si la physiologie nous montre la facilité avec laquelle s'accomplissent ces redoutables transmissions, elle constate aussi que le mal n'est pas irréparable, pourvu qu'on place les sujets qui viennent de naître dans des conditions contraires à celles dans lesquelles ils ont reçu cet héritage. En effet, lorsqu'on fait développer de jeunes saumons dans un milieu différent de celui où leur chair contracte la coloration caractéristique de cette espèce, l'empreinte originelle s'évanouit. On est donc en droit de conclure de ceci qu'en plaçant dans certaines conditions un enfant ou un individu quelconque de l'espèce humaine, qui peut avoir reçu de ses parents ou de ses aïeux le germe de la scrofule ou de la phthisie, on peut arriver sinon à détruire ce germe, du moins à le paralyser pour ainsi dire et à le rendre inoffensif.

Et c'est ainsi qu'il peut arriver aussi que le fils ne ressente en aucune manière, pendant toute la durée de sa vie, l'action du germe d'une maladie grave, telle que la phthisie, par exemple ; tandis que chez le petit-fils, placé dans certaines conditions mauvaises, on verra se développer, parfois très-rapidement, la phthisie, maladie qui a emporté le grand-père.

La présence des tubercules dans les poumons
n'est pas, à ce qu'il paraît, cause essentielle de
phthisie, ou du moins cette cause a besoin, pour
produire son effet, d'un certain concours de circonstances qui viennent aider à l'évolution des tubercules. Un grand nombre d'individus ont des
tubercules et ne deviennent pas phthisiques. Il est
donc à présumer que la phthisie est une sorte
d'état morbide spécial, sous l'influence duquel les
tubercules que l'on a se développent, se ramol-
lissent, suppurent; et l'on aurait tort, je pense, de
croire que le tubercule est la cause, le point de
départ de la phthisie. C'est ce que semblent prouver
les recherches du docteur Boudet, qui, dans un fort
intéressant mémoire, dit : « Ayant examiné succes-
» sivement et sans choix les organes respiratoires
» de 197 individus de l'âge de 2 à 76 ans, morts
» dans les hôpitaux à la suite de maladies variées,
» ou même d'accidents et de blessures qui les
» avaient fait périr tout à coup au milieu d'une
» santé florissante, je suis arrivé aux résultats
» suivants : de 2 à 15 ans, 33 individus sur 45
» avaient des tubercules ; de 15 à 76, la pro-
» portion a été de 116 sur 135. Ces tubercules
» bronchiques ou pulmoniques étaient tantôt ré-

» cents, tantôt anciens; mais on peut avancer :
» que la présence des tubercules dans les organes
» respiratoires est la *règle*, et leur absence une
» *véritable exception.* »

Un peu plus loin, le docteur Boudet donne le
détail de nombreuses cavernes très-anciennement
cicatrisées dans les poumons d'individus qui ont
ensuite joui d'une santé florissante.

M. Guillot, à Bicêtre, et M. Beau, à la Salpê-
trière (deux hospices de Paris consacrés à la vieillesse), ont trouvé que les quatre cinquièmes des
vieillards présentent dans leurs poumons des tubercules.

Ceci confirmerait donc ce que je dis plus haut,
savoir : que la tuberculisation transmise par le
père à ses enfants, et de ceux-ci à leurs enfants,
peut rester stationnaire, peut ne pas parcourir ses
évolutions pendant une ou plusieurs générations;
mais seulement dans le cas où l'on se placera,
soi et les siens, dans de bonnes conditions physiques et morales, et où l'on évitera tout ce qui
peut faciliter l'évolution des tubercules.

Ce n'est pas seulement par la circulation du
sang de la mère au fœtus que peuvent se com-
muniquer des maladies, des virus ; c'est égale-

ment par le lait de la nourrice. J'en ai eu tout récemment un bien affligeant, mais bien concluant exemple. J'ai vu mourir d'une cachexie syphilitique un jeune homme de vingt ans, appartenant à une très-honorable famille et qui avait été infecté par sa nourrice ; on ne s'était aperçu que trop tard, malheureusement, que cette nourrice portait à la partie interne des cuisses un large ecthyma syphilitique. La nourrice fut congédiée, mais on n'eut pas la sage précaution de faire subir à l'enfant, dès que son âge le lui eût permis, un traitement spécifique convenable. L'enfance et la première jeunesse se passèrent sans maladies graves ; vers l'âge de vingt ans, un brusque changement de climat fut la cause occasionnelle de la manifestation syphilitique. Ce jeune homme, qui était né et qui avait été élevé aux îles Ioniennes, vint à Paris pendant le rude hiver de 1860 ; peu de semaines après son arrivée, une laryngite syphilitique se déclara, et fut immédiatement accompagnée de tous les symptômes d'une cachexie de même nature qui occasionna la mort au bout de quelques mois.

Il importe donc, plus qu'on ne le pense communément, d'apporter la plus scrupuleuse atten-

6.

tion dans le choix d'une nourrice ; et quand c'est
la mère elle-même qui veut nourrir son enfant, il
est de la dernière urgence de s'assurer qu'aucun
vice n'existe dans la constitution ; car mieux vau-
drait mille fois faire allaiter l'enfant par une chèvre
que de lui laisser prendre le sein d'une mère scrofuleuse, phthisique, etc. J'en ai eu de fréquents
exemples en Algérie, où j'ai vu de malheureux enfants de colons subir un véritable empoisonnement
en suçant le lait de leurs mères, appauvri par la
cachexie palustre ou par la cachexie scorbutique.

Je demande pardon pour cette digression, qui
pourra paraître un peu longue, mais qui toutefois
a un but utile, et je termine ce chapitre en disant
que, tout bien considéré, Nice est certainement la
ville d'Europe où se trouve réuni un concours de
circonstances climatériques telles qu'en toutes
saisons c'est la localité qui doit obtenir la préférence
pour les enfants ou les jeunes gens des deux sexes
dont on veut modifier la constitution, surtout lorsqu'on se trouve en présence de la question d'hérédité maladive.

CHAPITRE III

Climatologie de Nice et de ses environs.

Que dire du climat de Nice pour le faire apprécier à sa juste valeur? Comment donner une idée vraie de ce climat, que bien des personnes s'imaginent être intertropical pendant l'été, tandis qu'elles sont convaincues que pendant l'hiver il a la plus grande analogie avec celui d'une serre chaude?

La tâche est difficile, et cependant je m'y hasarde.

Afin de procéder dans un certain ordre, qui rende plus facile l'appréciation des conditions climatologiques de Nice, je m'occuperai d'abord de la température, puis des observations barométriques, enfin de l'état hygrométrique. Je terminerai ce chapitre, que je m'efforcerai de rendre le moins aride possible, par l'indication des principaux vents qui soufflent sur Nice et ses environs. *Fodéré, Louis*

Roubaudi et *Richelmi,* que tour à tour je mettrai à contribution, m'aidèront à donner toutes les indications positives désirables, et ma propre connaissance de la localité complétera ces documents si importants.

Les personnes qui ne sont jamais venues à Nice sont nécessairement induites en erreur dans l'appréciation qu'elles font du climat de cette localité; car ne cherchant leurs données que sur des cartes géographiques, ou ne jugeant que par analogie avec d'autres localités situées à peu près sous la même latitude, ces personnes ne peuvent en aucune manière tenir compte de la *configuration du sol,* chose qui, dans l'espèce, doit être le véritable point de départ de la question si complexe que l'on a à examiner.

M. de Saussure, dans son Voyage à Nice, dit : « De hautes montagnes défendent Nice des vents du nord; des collines plus basses entourent de plus près le petit cercle qui renferme la ville et les jardins, y concentrent les rayons du soleil et y font régner un printemps perpétuel : aussi les personnes délicates qui craignent les rigueurs de l'hiver préfèrent-elles avec raison ce séjour à celui de toutes les villes de la côte en deçà des Alpes. »

C'est précisément, ainsi que déjà je l'ai fait remarquer ailleurs, la configuration des terrains environnant la ville de Nice qui donne à cette résidence tous ses avantages ; car cette configuration est telle qu'elle abrite Nice et sa campagne, non-seulement contre les vents du nord , mais encore contre les vents d'est et d'ouest , et qu'elle y maintient en toute saison une température moyenne des plus agréables. C'est pour cela que le séjour de Nice est préféré à celui de Pise et de Livourne, qui sont placées sous la même latitude, et à celui d'Hyères, de Rome et de Naples, bien que ces trois dernières villes soient situées plus au sud.

Il résulte des observations météorologiques relevées par le docteur Fodéré pendant son séjour à Nice au commencement de ce siècle, observations qui faisaient partie d'un travail officiel établi par ordre du ministre, que l'extrême froid de toute l'année a été de zéro pendant cinq à six jours du mois de janvier, et que la température la plus élevée de l'année a été de 25 degrés et demi, et n'a duré que pendant dix à douze jours du mois d'août.

Fodéré fait remarquer avec beaucoup de justesse qu'à Nice, à l'inverse de ce qui a lieu partout ailleurs, un thermomètre placé à l'ombre et au sud, et qui reçoit le vent, indique une température plus basse que lorsqu'il est placé au nord, mais à l'abri du vent. Entre ces deux expositions, il y a presque toujours la différence d'un degré à deux. Et c'est ce qui fait que dans les habitations dont les fenêtres sont ouvertes du côté du sud, il fait relativement frais en été, vu que la brise qui arrive du sud-sud-est, du sud ou du sud-sud-ouest, s'est rafraîchie en passant au-dessus de la mer. Aussi, comme le dit très-bien Fodéré, il existe dans le pays de Nice, de temps immémorial, une excellente coutume, qui consiste à tourner autant que possible les fenêtres des maisons vers le sud, cette orientation étant la plus fraîche en été et la plus chaude en hiver. Il convient d'imiter cette pratique instinctive des habitants de ce pays, et de n'habiter pendant l'été, tout aussi bien que pendant l'hiver, que des maisons orientées au sud ; c'est la meilleure manière de profiter dans ses appartements de cette brise de mer qui chaque jour, en été, vient tempérer l'atmosphère depuis huit heures du matin jusqu'à cinq heures du soir, brise qui est le plus ordinairement fournie par le sud-est.

Il est bon de remarquer aussi, — et ceci s'applique à toutes les latitudes, mais surtout aux lati-

tudes méridionales, — qu'en été, alors que la température est la plus élevée, le soleil passe aux régions
supérieures du ciel, et qu'au milieu de la journée,
c'est-à-dire au moment de la plus grande chaleur,
ses rayons ne pénètrent que fort peu dans nos habitations ; tandis que pendant l'hiver, le soleil étant
pendant toute sa course diurne plus rapproché de
l'horizon, ses rayons entrent obliquement dans nos
habitations et y pénètrent jusqu'au fond.

« C'est ordinairement le sud-est, dit Roubaudi,
» qui, à Nice, ramène et fixe le beau temps, surtout
» dans la belle saison. Ce vent, toujours frais et
» calme, exerce sur le climat de Nice une action
» bienfaisante. En hiver, il fait monter le thermo-
» mètre. En été, il tempère les chaleurs et la sé-
» cheresse de l'air. Durant cette dernière saison, le
» sud-est règne périodiquement à Nice, et jusqu'à
» la distance de vingt lieues environ dans l'intérieur
» des terres. C'est principalement dans les maisons
» de campagne, dont les appartements sont exposés
» au sud sud-est et au sud sud-ouest, qu'on jouit
» de la fraîcheur agréable de ce vent en laissant les
» croisées ouvertes, afin qu'il ne pénètre dans l'in-
» térieur que par les persiennes. »

Ce qui précède est corroboré par ce que dit Fo-

déré du changement de climat que l'on éprouve
lorsque, quittant Nice, on dépasse les montagnes situées derrière cette ville. Quoiqu'on ne soit qu'à
sept ou huit lieues de la mer et qu'on se trouve encore dans la région des oliviers, il y fait déjà très-
froid en hiver, tandis qu'en été on y éprouve des
chaleurs insupportables. On comprend facilement
cette différence de climat si l'on fait attention que
dans ces vallées l'on est abrité du sud-est, qui tem-
pérerait les chaleurs de l'été, et qu'on reçoit en plein
les vents du nord, qui rendent l'hiver rude, parce
que l'on se trouve trop abrité du soleil.

Au surplus, la température de l'été est très-supportable à Nice, et l'on est loin d'y ressentir ces
chaleurs étouffantes de Paris, de Vienne, et même
de Londres ; ces chaleurs qui, accompagnées d'un
état fortement électrique de l'atmosphère, occasionnent de véritables souffrances, surtout aux personnes nerveuses et aux individus atteints d'affections des organes respiratoires. Mais il faut dire
aussi que les orages sont fort rares à Nice ; on n'en
compte guère dans le cours d'une année que quatre
ou cinq, qui ont lieu principalement aux équinoxes,
et encore le plus ordinairement ces orages se passent ou en pleine mer, à une certaine distance de

Nice, ou sur les hautes montagnes situées en amphithéâtre derrière cette ville.

Roubaudi, que j'aime à citer parce que ses observations portent un cachet de consciencieuse exactitude, s'est assuré, en opérant avec deux électro-
mètres, dont un à condensateur, que l'électricité
atmosphérique de ce pays est presque toujours à
l'état neutre. Que le temps fût calme ou agité par
les vents, que le ciel fût serein ou couvert de nuages,
jamais ou presque jamais l'électromètre n'a donné
de signes d'électricité.

Des expériences faites avec un cerf-volant armé
et communiquant avec un électromètre ont donné
aussi la preuve qu'à Nice, hors le cas où le temps
est orageux, l'atmosphère est généralement sans
tension électrique, même à une élévation de deux
cents mètres au-dessus du sol.

Ceci soit dit pour rassurer les personnes nerveuses
qui recherchent pendant l'été les pays exempts d'o-
rages et d'électricité.

Lorsqu'on a étudié l'été de Nice, et que par une
connaissance suffisante de cette localité on a pu apprécier pourquoi cette saison ne peut présenter les
extrêmes qui la caractérisent dans les pays méridionaux en général, on se prend à regretter qu'elle

7

ne soit ni mieux connue ni mieux appréciée, surtout des personnes qui, après avoir joui de la douceur de ce climat pendant l'hiver, par raison de
santé, pourraient retirer au moins un égal bénéfice
en habitant Nice pendant l'été.

De ce qu'il fait à Marseille, à Toulon, à Gênes, à
Milan, et dans toutes les villes situées à peu près
sous la même latitude, des chaleurs presque toujours excessives et insupportables pendant l'été, on
conclut qu'il en est de même à Nice, parce qu'on
ignore communément que cet heureux coin de terre
est plus privilégié encore par la température si bien
équilibrée de ses étés que par la douceur de ses
hivers.

« On ne connaît pas dans ce pays, dit Roubaudi,
» les extrêmes du froid et du chaud. C'est donc
» une erreur de croire qu'il fait à Nice, pendant
» l'été, des chaleurs excessives, et il est étonnant
» que les étrangers, qui trouvent en hiver, dans la
» douceur de son climat, un soulagement à leurs
» souffrances, le fuient en été pour aller chercher
» autre part des chaleurs qui les épargneraient sur
» cette terre fortunée. Grâce à ce vent (le sud-est),
» qui amène toujours une suave fraîcheur dans l'at-
» mosphère, l'été y est, en effet, bien plus sup-

» portable que dans beaucoup d'autres villes, telles
» que Turin, Genève, Paris, comme le démontrent
» leurs tables météorologiques. »

Sans vouloir entrer dans l'examen comparatif si
aride des chiffres thermométriques présentant en
détail les températures de l'été de Nice, je vais cependant donner ici quelques indications que j'emprunte à *l'Avenir de Nice* de 1858, et qui mettront
mes lecteurs à même d'apprécier ce climat :

« Le degré de la température moyenne est fort
» remarquable et constitue l'une des principales
» bases de la réputation du climat de Nice. En
» effet, la température moyenne de l'année, éva-
» luée en degrés centigrades, a été, en 1856, de
» 15°,32. *Une seule fois*, en décembre, le thermo-
» mètre est descendu à — 0°,3 (trois dixièmes de
» degré au-dessous de la glace) ; et *une seule fois*,
» au mois de juillet, il s'est élevé à 30°,2, lorsqu'à
» pareille époque la température s'élevait souvent
» à Marseille et à Paris jusqu'à 36 degrés centi-
» grades. »

Les relevés thermométriques faits pendant les
années 1854, 1855, 1856 et 1857 donnent pour
ces quatre années, pendant l'été, une moyenne générale de 22°,91. D'où il résulte que la chaleur

moyenne de l'été à Nice se maintient au-dessous de 23 degrés centigrades. « Ce terme moyen correspond à un état de douce fraîcheur qui forme un des principaux agréments de la saison d'été, rendue plus agréable encore par l'attrait des bains de mer. »

« Toutes les personnes un peu au courant de la météorologie comparée des divers pays reconnaîtront que le terme moyen de la température estivale de Nice se trouve au-dessous de celui de presque toutes les villes d'Europe renommées comme séjour d'été. Les causes de ce résultat si spécial résident évidemment, ainsi que déjà je l'ai dit, dans la configuration toute particulière du bassin de Nice, heureusement disposé entre les Alpes et la mer, et ce qui en est la conséquence nécessaire, dans le double courant des brises de mer et de montagnes, dont l'effet alternatif et régulier, pendant le jour et pendant la nuit, produit la ventilation et un certain abaissement de température. »

On comprendra facilement, après avoir lu ce qui précède, pourquoi les médecins qui ont pu apprécier l'été de Nice recommanderont toujours le séjour de cette ville, pendant cette saison, aux personnes dont les organes respiratoires fonctionnent mal.

Ces personnes, en effet, souffrent beaucoup dans

tous les pays où, pendant l'été, l'action de la chaleur se trouve en quelque sorte augmentée par suite de l'immobilité des couches atmosphériques due à l'absence de vent, tandis qu'à Nice, où ces mêmes couches atmosphériques sont incessamment agitées par une agréable brise, soit pendant le jour, soit pendant la nuit, la respiration s'effectue avec la plus extrême facilité.

J'engage, au surplus, les personnes qui voudront rectifier ou compléter leur manière de voir à ce sujet à lire, dans le livre intitulé *Nice*, le chapitre qui traite de l'*été à Nice*, et où mon ami M. Burnel a su si bien dépeindre cette délicieuse saison.

Roubaudi, que j'ai déjà cité, et qui a fait pendant une période de treize années (1830 à 1842) de minutieuses observations météorologiques, a pu constater qu'en hiver le minimum de la température n'a jamais été plus bas que 2 degrés au-dessous de zéro; encore cette basse température, qui ne représente en général que le froid de la nuit, du matin ou du soir, ne dure que quelques heures ou quelques instants. Au milieu du jour, le thermomètre centigrade oscille entre 6 et 20 degrés au-dessus de zéro. Au printemps, le minimum a été de 6°,2, et le maximum de 30 degrés. En été, le

7.

minimum a été de 10 degrés, et le maximum de 31 degrés. En automne, le minimum a été de 1°,2 au-dessous de zéro, et le maximum de 26 degrés au-dessus.

Mais, dit Roubaudi, la température des quatre saisons n'atteint pas toutes les années de tels extrêmes. Généralement l'écart du thermomètre a lieu : en hiver, entre le 5ᵉ degré et le 14ᵉ ; au printemps, entre le 12ᵉ degré et demi et le 21ᵉ ; en été, entre le 20ᵉ et le 26ᵉ degré ; en automne, entre le 10ᵉ et le 19ᵉ degré.

Risso, naturaliste distingué et observateur consciencieux, rendant compte du résultat des observations météorologiques faites à Nice de 1806 à 1844, dit que sur 36,135 observations thermométriques, la température a été *une seule fois* de 33°,4.

Forster, dans son *Guide du voyageur en Italie*, donne les chiffres suivants comme représentant les températures moyennes (thermomètre centigrade) des villes ci-après :

TEMPÉRATURE ANNUELLE.	HIVER.	PRINTEMPS	ÉTÉ.	AUTOMNE.
Dresde. . . 8,4	0,4	8,4	17,2	8,4
Paris. . . . 10,8	3,3	10,3	18,1	11,2
Venise. . . 13,7	3,3	12,6	22,8	13,8
Florence. . 15,3	6,8	14,7	24,0	15,7
Nice 15,8	9,6	18,0	23,2	18,8
Rome. . . . 15,4	8,1	14,1	22,9	16,5
Naples. . . 16,1	9,5	14,4	23,7	16,9
Malte. . . . 19,4	14,1	17,0	25,4	21,4
Madère. . . 18,7	16,5	17,5	21,1	17,8
Caire. . . . 22,9	14,5	23,0	29,4	21,5
Londres . . 10,2	4,2	9,2	17,3	10,1

Il serait aussi fastidieux qu'inutile de donner ici un plus grand nombre de chiffres qui, d'ailleurs, n'ajouteraient rien aux convictions. Je me contenterai de faire remarquer une chose à laquelle on ne prend pas garde habituellement, et qui prouve, mieux que quoi que ce soit, que l'été de Nice est parfaitement tempéré ; c'est que, bien que le chiffre de la *température moyenne de l'année* soit à peu près le même pour les villes situées sous la même ligne isotherme que Nice qu'à Nice même, toutefois, dans cette dernière ville, les éléments de ce chiffre de *température moyenne annuelle* ne sont pas les mêmes que pour ces autres villes. L'on peut facilement s'en rendre compte en comparant, pour ces villes, les chiffres indiquant la température moyenne du *mois le plus chaud* de l'année.

Ainsi, par exemple, le chiffre de la *température moyenne annuelle* de Nice est de 15°,9 ; celui de Rome est de 15°,8. Il y a là peu de différence ; mais si l'on compare pour ces deux villes les chiffres de la température moyenne du *mois le plus chaud*, on trouve qu'à Rome la température moyenne de ce mois est de 25 degrés, tandis que la même température moyenne pour Nice n'est que de 24°,3. A Rome, la température moyenne de l'été est de 24 degrés. A Nice, elle est de 23°,3 seulement. Il est vrai que, par contre, la température moyenne du *mois le plus froid* n'est que de 5°,7 au-dessus de zéro à Rome, tandis qu'à Nice elle est de 8°,1. A Rome, la température moyenne de l'*hiver* n'est que de 7°,7 au-dessus de zéro, tandis qu'à Nice elle est de 8°,9. On voit donc que Nice a l'avantage sur Rome, en été aussi bien qu'en hiver.

Pise est dans le même cas que Rome relativement à Nice. La température moyenne *annuelle* de Pise est de 15°,7 ; celle de Nice de 15°,9. La température moyenne du *mois le plus chaud* est de 25°,4 à Pise, et elle n'est à Nice que de 24°,3. A Pise, la température moyenne *de l'été* est de 24°,1 ; elle n'est à Nice que de 23°,3.

Par contre, la température du *mois le plus froid* n'est que de 6°,6 au-dessus de zéro à Pise, tandis qu'elle est à Nice de 8°,1. A Pise, la température moyenne *de l'hiver* n'est que de 7°,9 ; à Nice, elle est de 8°,9.

Je pourrais multiplier ces comparaisons ; mais en voilà assez pour établir que Nice a, sur les autres villes réputées d'excellents refuges d'hiver pour les malades, l'avantage de pouvoir leur offrir en été un séjour d'autant plus salubre et plus agréable qu'il est plus tempéré, et que, par conséquent, cette ville peut et doit devenir la ville des bains de mer par excellence.

Le printemps de Nice a été rudement traité ; on l'a accusé d'être très-préjudiciable aux malades, et on a conseillé à ceux-ci de fuir ce terrible printemps. Une chose qu'on a oublié de faire, c'est de leur indiquer un pays où, pendant cette saison, le thermomètre et le baromètre n'aient à subir que des écarts modérés ; un pays où l'on ne ressente en aucune manière l'influence des équinoxes. J'ai habité Cadix, j'ai habité l'Algérie ; dans ces deux pays si méridionaux, j'ai éprouvé, pendant le printemps,

des variations atmosphériques plus ou moins brusques, et j'en conclus que partout cette saison est
plus ou moins désagréable à traverser; ce qui revient à dire qu'en tout pays, lorsqu'on n'est pas
fortement constitué ou lorsque la santé laisse à désirer, on doit chercher à se mettre à l'abri des fâcheux effets des variations de température inhérents
au printemps.

Quant à conseiller aux Anglais et aux Russes de
fuir Nice en mars pour retourner passer le printemps
chez eux, je n'en ai réellement pas le courage; et
je répéterai ici ce que j'ai dit dans un autre chapitre
de ce livre, que je pense que les malades du Nord
ont moins de chances mauvaises en traversant le
printemps à Nice qu'en quittant ce pays à la fin de
l'hiver pour se diriger vers des régions moins méridionales.

La saison d'automne à Nice sert admirablement
d'intermédiaire à l'été et à l'hiver, et l'on pourrait
dire, sans être taxé d'exagération, que c'est dans ce
pays la plus belle partie de l'année. Pendant cette
charmante saison, la promenade peut se faire à
toutes les heures de la journée sans aucun inconvénient.

Quant aux observations barométriques, Risso,

déjà cité, dit que, de 1806 à 1844, les plus grandes hauteurs du baromètre ont eu lieu *pendant l'hiver*; que son maximum a été de 0,777 ; que cet état a été plus fréquent le matin que le soir ; qu'il a toujours été suivi et précédé de belles journées. Le minimum du baromètre a été de 0,730.

L'hygromètre de Daniel a donné, à Nice, les résultats suivants (de 1830 à 1842 ; Roubaudi) : le maximum de l'année a été de 90 ; le minimum, de 15 ; la moyenne, de 58,2.

Quant aux saisons, on trouve :

Pour l'hiver : maximum, 90 ; minimum, 15 ; moyenne, 57.

Pour le printemps : maximum, 90 ; minimum, 25 ; moyenne, 58,6.

Pour l'été : maximum, 86 ; minimum, 22 ; moyenne, 58,2.

Pour l'automne : maximum, 90 ; minimum, 18 ; moyenne, 59,1.

C'est donc pendant l'hiver qu'à l'encontre de beaucoup d'autres régions l'atmosphère est le moins humide à Nice.

Les vents les plus fréquents sont le sud-est, le nord, l'est et le nord-est.

Dans l'ordre des saisons, les plus fréquents sont :

En hiver, le nord-est, le nord-ouest, l'ouest-nord-ouest et le nord ;

Au printemps, le sud, le sud-est, le sud-sud-est et l'ouest-nord-ouest ;

En été, presque exclusivement le sud-est ;

En automne, le nord-ouest, le nord-est et l'est.

Le vent du nord, passant en hiver sur les Alpes couvertes de neige, apporte le matin, surtout avant le lever du soleil, une brise, un froid piquant, généralement sec, surtout au printemps. Mais il est rare qu'on éprouve toute la force de ce vent dans la campagne de Nice et dans la ville même, à cause de la hauteur des montagnes qui servent d'abri du côté du nord. Ordinairement il passe par-dessus la ville, et ce n'est que sur la mer et à une certaine distance de la plage qu'il déploie toute sa violence. On aperçoit alors les vagues s'agiter tumultueusement et devenir houleuses dans le lointain, tandis qu'elles meurent paisibles sur la grève. Cependant quand le vent du nord souffle impétueusement et de concert avec l'est, l'ouest ou ses collatéraux, il *s'atterrit*, il s'engouffre dans la gorge du torrent Paillon, et il s'étend sur le bassin de Nice ; dans ce cas, les quartiers qui bordent le Paillon éprouvent plus particulièrement ses effets. (Roubaudi.)

La ville de Nice doit, au dire du même auteur, au vent du nord et à ceux qui soufflent des points les plus rapprochés du nord le beau soleil et les beaux jours d'hiver dont elle jouit. Ce vent, qui règne d'ordinaire le matin avant le lever du soleil, chasse et disperse les nuages. Les vents d'ouest, de nord-ouest, d'est et de nord-est sont ceux qui ensuite, à part de rares exceptions, font passer l'hygromètre au maximum de siccité.

Les vents qui apportent le plus d'humidité et qui amènent les plus fortes pluies sont ceux du sud, du sud-sud-est et du sud-sud-ouest ; ces vents empruntent cette humidité à la mer, dont ils rasent la surface avant d'arriver à Nice.

Les brouillards sont fort rares à Nice, et l'on n'en voit guère que sur les bords du Var. On voit parfois au loin de légers brouillards sur le sommet des montagnes qui bornent l'horizon au nord, et parfois aussi on en aperçoit pendant l'après-midi, sur la mer, à l'horizon ; mais rarement ils envahissent le bassin de Nice.

D'après les observations relevées par Roubaudi, il est rare que sur la plaine de Nice il tombe de la neige deux hivers consécutifs. Ordinairement il y neige à peine tous les quatre ou cinq ans, et, à part quelques exceptions très-rares., la neige fond en tombant ou à mesure qu'elle blanchit la terre.

La pluie est également assez rare à Nice ; on compte, année commune, de 56 à 60 jours de pluie, dont 30 en automne, 15 en hiver, 7 au printemps et 4 en été.

Lorsqu'il pleut, c'est par averses, comme cela arrive dans tous les pays méridionaux ; mais comme le sol est très-poreux, il laisse immédiatement filtrer l'eau, et l'on peut se promener une heure après qu'il a cessé de pleuvoir.

L'eau ici n'existe pas dans l'air, parce que le sol ne présente pas de terres compactes qui favorisent l'évaporation ; la pluie est amenée dans l'atmosphère diaphane du bassin de Nice par les vents d'ouest, qui poussent les nuages contre les pics dont l'horizon est hérissé, et contre lesquels ils viennent se rompre et se résoudre en pluie. Il y a donc ici encore une énorme différence avec les régions du nord, et elle est tout à l'avantage de ce pays. A Lille, par exemple, le nombre moyen des jours de pluie d'une année, sur dix années d'observations, est de 263. (*Annuaire statistique du département du Nord*, 1813.) (Fodéré.)

Les rosées du soir et de la nuit, qui, en général,

sont si dangereuses pour la santé dans tous les pays chauds, sont peu abondantes à Nice en raison de la porosité du sol, qui laisse peu de prise à l'évaporation, conséquence de l'action solaire. Ces rosées, au surplus, sont fortement atténuées dans ce pays, entraînées qu'elles sont vers la mer dès que commence, chaque soir vers huit heures, la brise de nuit.

Je terminerai ce chapitre par deux passages empruntés, l'un à *Smolett* (Lettres de *Smolett*, 1765), l'autre à *Sulzer* (Lettres du docteur *Sulzer*, 1775), et qui pourront aider mes lecteurs à porter un jugement sur le climat de Nice. Voici ce que dit le premier de ces auteurs :

« L'influence climatérique de notre séjour s'est encore fait sentir avec plus d'énergie à M. S..., attaqué de crises nerveuses tellement poignantes que la vie lui devenait à charge ; il souffrait, outre cela, d'une douleur aiguë dans la poitrine. Pour adoucir, sinon pour guérir ses maux, il s'était rendu à Naples, où un séjour assez prolongé lui procura un rétablissement partiel. Il y eut rechute, avec complication de faiblesses, de syncopes et de perte totale de l'appétit. On lui conseilla de revenir à Nice. Le voyage a surpassé son attente. Bien que,

depuis son installation, le temps ait été plus irré-
gulier que d'habitude, notre malade a toujours
marché vers un rétablissement de plus en plus complet. Sa douleur de poitrine a disparu comme par
miracle; il mange bien, dort d'un sommeil délicieux.
De plus, il a retrouvé la belle gaieté de sa jeunesse
et un excédant de vigueur qui le pousse à courir
toute la journée dans nos campagnes. Il fait la
partie d'aller au Var et d'en revenir à pied avant
son dîner (12 kilomètres). Il a bravement escaladé
les sommets de toutes les montagnes des environs.
Jusqu'alors je n'avais constaté chez personne des
effets de climat si curatifs et si soudains.

» Pour mon compte, depuis que j'ai installé
céans mes pénates, je respire plus librement qu'il
ne m'était arrivé depuis plusieurs années, et je me
trouve transporté d'une vivacité inconnue. L'atmosphère de Nice m'a encore débarrassé d'une fièvre
lente, rebelle à tous les traitements, et qui faisait
pour moi de l'existence un insupportable fardeau.

» Je m'enrhume bien moins facilement qu'en
Angleterre et qu'en France. Si je me trouve surpris
par un refroidissement, il n'a jamais les symptômes
dangereux qui le caractériseraient dans les autres
contrées. La siccité de l'air, à Nice, est tellement

complète qu'en été comme en hiver on peut passer
la soirée, voire même la nuit, *sub Dio*, sans s'en
trouver incommodé ni ressentir la moindre moiteur
du serein. Le brouillard est ici un météore totalement inconnu. L'air, durant le solstice d'été, est rafraîchi par une brise régulière, soufflant de l'Orient,
semblable à celle des Indes occidentales ; elle commence à l'aurore et augmente avec la chaleur du
jour de manière à la corriger ; elle expire sur les
six ou sept heures du soir, immédiatement après
l'extinction du crépuscule. Elle est remplacée par
le vent de terre, qui s'épand avec lenteur du faîte
des montagnes et semble on ne peut plus agréable. »

Voici maintenant ce que dit le docteur Sulzer :

« Je ne puis me résoudre à quitter cette contrée
sans faire le panégyrique de son climat, excellent
entre les plus privilégiés. Les Anglais, accoutumés
depuis quelques années à quitter leur île brumeuse
en automne pour passer l'hiver dans les zones aus-
trales de l'Europe, ont beaucoup contribué à mettre
en réputation l'influence lénitive et réconfortante
des environs de Nice, et assurément cette réputation
est méritée à plus d'un titre. Les personnes qui ne
recherchent pas les plaisirs bruyants des grandes
capitales sont sûres de trouver ici une atmosphère

bénigne éternellement tiède, dans laquelle le corps
sent dissoudre ses infirmités et se retrempe dans
une nouvelle jeunesse. Ici l'on est à l'abri du froid,
de la neige et des brouillards, et l'on jouit, au milieu
de l'hiver, de toutes les grâces du printemps perpétuel.

» L'hiver de 1775, qui sévit si rigoureusement
sur le nord de l'Europe, et qui même n'épargna pas
certaines contrées de l'Italie, fut extrêmement doux
à Nice, bien que les habitants se plaignissent de sa
rudesse exceptionnelle. Le froid fut très-supportable
depuis le commencement de décembre jusqu'à la
fin de mars. On ne vit pas un flocon de grésil suspendu dans le ciel, tandis que la neige couvrait
d'un revêtement éblouissant les cimes lointaines des
Alpes. Trois fois seulement la gelée fut assez forte
pour couvrir les eaux dormantes d'une légère glace,
qui disparaissait rapidement aussitôt le lever du
soleil. Les pluies et les rafales des mois de janvier
et de février étaient les seuls inconvénients de cet
hiver, ailleurs si désastreux. Tandis qu'à Florence
on manquait de combustible, tandis qu'à Parme les
oliviers périssaient par milliers, et que les paysans,
en se rendant au marché, entendaient les troncs
d'arbres éclater, nous avions des journées surpre-

nantes de beauté et vraiment délicieuses. A peine
la pluie avait-elle cessé que la saison redevenait
comparable aux plus florissants printemps de l'Allemagne. L'air d'ici m'a paru beaucoup plus pur,
beaucoup plus serein que partout ailleurs. On peut
en juger par la vivacité du scintillement des con-
stellations et par la multitude des petites étoiles
qu'on découvre ici sans intermittence, et qui ne sont
visibles en Germanie que durant les plus belles nuits
d'hiver. Il n'existe peut-être pas une ville en Europe
qui soit aussi propre que Nice à servir d'emplace-
ment à un observatoire ; car, même en temps de
pluie, on ne s'aperçoit pas que l'air devienne saturé
d'humidité ni épais.

» Ainsi un valétudinaire, qui a besoin de respirer
un air pur et sec et de se tenir en exercice, trouvera
à Nice, pendant l'hiver, tout ce qui peut hâter son
rétablissement. Il faut cependant qu'il ait assez de
force pour faire de longues courses et gravir les
montagnes. La promenade autour de la ville est à
la vérité très-agréable et assez courte ; mais lorsqu'on aime la variété, on doit choisir ses excursions
dans les vallées, sur les collines, où la diversité et
la beauté des perspectives et des objets sont iné-
puisables.

» Dans ces climats privilégiés, la nature n'est pas
en repos pendant le solstice d'hiver. Les jardins
gardent leur verdoyant feuillage ; on sème dans
leurs plates-bandes des primeurs sans relâche. Les
endroits incultes des montagnes sont perpétuelle-
ment couverts d'herbe ; dans les plaines ondulent
des fleurs naissantes, des arbres chargés de fleurs
et de fruits. Les oliviers et les lauriers portent des
baies, tandis que les orangers et les citronniers éta-
lent un éclat de coloris singulier à une telle époque. »

CHAPITRE IV

Les bains de mer à Nice. — Leur influence sur les enfants
et sur certains malades.

Les bains de mer pris à Nice peuvent être utiles
à plusieurs sortes de malades, et principalement :
1° aux enfants ou aux jeunes gens des deux sexes
atteints de lymphatisme; 2° aux personnes prédis-
posées à la phthisie et qui ont une constitution
molle; 3° aux individus des deux sexes et de tout
âge atteints de certaines affections nerveuses;
4° aux jeunes filles et aux jeunes femmes mal ré-
glées par suite de chlorose (pâles couleurs); 5° aux
personnes qui ont passé une saison aux eaux minérales, et qui ont besoin de compléter la cure
hydro-thermale par l'usage des bains de mer.

Pour mieux établir la prééminence des bains de
mer pris dans le golfe de Nice, je crois utile de
donner quelques généralités sur les qualités physiques et chimiques des eaux de la Méditerranée,

comparées à celles des autres mers, ainsi que sur les effets généraux des bains de mer et sur les principales règles à observer pour en retirer tout le bien désirable.

L'analyse chimique de l'océan Atlantique faite par Bouillon-Lagrange et Vogel a fourni, sur un litre d'eau :

Chlorure de sodium	26,646
— de magnésium.	5,833
Sulfate de magnésie	6,465
— de chaux.	0,150
Carbonate de magnésie et de chaux. . . .	0,200
Proportion de gaz acide carbonique. . . .	0,230
	39,524

M. Laurent, qui a analysé l'eau de la Méditerranée, prise près de Marseille, a trouvé :

Chlorure de sodium	27,220
— de magnésium.	6,140
Sulfate de magnésie.	7,020
— de chaux.	0,150
Carbonate de chaux et de magnésie. . . .	0,200
Acide carbonique	0,200
	40,930

Outre ces principes, l'eau de la Méditerranée contient encore, *en plus que celle des autres mers*, de l'ammoniaque, de la potasse, de l'iode et du brome à l'état de combinaison.

Les bromures ont été dosés ainsi qu'il suit par MM. Mialhe et Figuier :

Bromure de sodium.	0,10
— de magnésium	0,03

La proportion du chlore est, d'après Pelouze et Reizet, de 20 à 21 pour 1,000 parties d'eau.

D'après ce qui précède, on est donc fondé à dire que l'usage des bains de mer de la Méditerranée est plus efficace, surtout dans certains cas donnés, tels que : constitution délabrée, état scrofuleux ou tuberculeux *héréditaire* ou *acquis*, états nerveux particuliers, que l'usage des bains de mer de l'Océan.

L'on trouve, en effet : 1° dans l'eau de la Méditerranée, des substances soit fixes, — la potasse, — soit volatiles dans certaines conditions données, — l'ammoniaque, l'iode, le brome, — qui n'existent pas dans les eaux de l'Océan et qui sont reconnues très-actives ; 2° sur le rivage de Nice, la gamme complète des températures, soit de l'eau de mer, soit de l'air atmosphérique, températures qui ne présentent sur les côtes de l'Océan qu'une gamme incomplète. Ainsi, l'on trouve dans le golfe de Nice, *si l'on sait choisir l'époque de l'année,* les températures basses et toniques de l'Océan pendant l'été, températures qui peuvent convenir aux personnes ayant dans leur constitution une certaine somme de force de réaction; et l'on y trouve en outre, — et ceci manque à l'Océan, même en été, — des températures plus élevées et moins activement toniques qui conviennent merveilleusement aux femmes nerveuses, ainsi qu'aux enfants et aux femmes débiles et à constitutions présentant peu de force de réaction.

Dans l'Océan, pendant le mois d'août, maximum de la température de l'année, la mer oscille entre 18 et 20 degrés. Sa température n'est que d'environ 16 degrés au 1ᵉʳ juillet, et elle est déjà retombée à 16 degrés au 30 septembre.

On sait que les vents ont une très-grande influence sur la température de la mer. Or, il est à remarquer que, sur les côtes de l'Océan et de la Manche, tous les vents qui soufflent du large, et ce sont les plus nombreux, apportent de fréquentes et brusques modifications à la température des eaux de ces mers, par la raison que ce sont des vents du nord et de l'ouest.

Le docteur Gaudet, auteur d'un excellent traité

sur les bains de mer de l'Océan , est lui-même
d'avis que « certains individus sont très-sensibles à
» l'humidité atmosphérique engendrée par les vents
» d'ouest, qui dominent si souvent sur les côtes de
» Normandie. »

Plus loin il ajoute que les bains de mer chauds
deviennent un moyen de transition chez les personnes qui redoutent les bains *froids à l'excès ,* et
que le contact de l'eau de mer à une *température
moyenne* sert d'auxiliaire aux autres influences qui
agissent à leur insu sur les personnes craintives.

Dans la Méditerranée, à latitude égale , la température est de quatre degrés un tiers plus élevée
que dans l'Océan; on peut donc en conclure que
la température de la mer, dans le golfe de Nice, est
plus élevée dans la même proportion que celle de
l'Océan. En outre, les vents qui soufflent du large
sur le bassin de Nice sont tous du sud, du sud-est
ou du sud-ouest, et ne tendent par conséquent pas
autant à rafraîchir les eaux de la mer que ceux qui
soufflent sur l'Océan.

Je ne saurais donc être de l'avis du docteur Gaudet , qui prétend que les bains de la Méditerranée
sont moins favorables à la santé que ceux de l'Océan,
parce que sur les rivages de la Méditerranée les

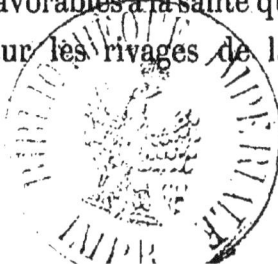

températures *atmosphérique* et *maritime* sont plus
élevées que dans l'Océan ou dans la Manche. Sur
les côtes de l'Océan et de la Manche, on ne trouve ,
même en plein été, que des températures — *mari-*
times surtout — qui , de l'aveu même de notre
honorable confrère , sont la plupart du temps mal
supportées par les individus délicats et à réactions
difficiles ; nous avons donc à Nice un grand avantage, puisque nous pouvons offrir aux malades de
toutes les catégories des bains de mer à température
graduellement ascendante, ceux des mois de janvier
à avril correspondant à ceux de juillet et août de
l'Océan et de la Manche, et ceux des mois de juillet,
août et septembre pouvant être, en raison de leur
température un peu plus élevée , d'une immense
ressource pour les vieillards débilités par l'âge ou
les maladies, pour les femmes délicates, ainsi que
pour les jeunes gens et les enfants maladifs qui n'auraient point assez de force de réaction pour supporter des bains de mer à basse température.

Le docteur Giraud-Teulon, dans un article biblio-
graphique sur un livre du docteur Roccas , médecin à Trouville , dit qu'en se servant dans sa pratique des bains de mer de la Méditerranée (rivière de
Gênes) pendant les belles journées de la fin d'hiver

et pendant le printemps, il obtenait les mêmes résultats que le docteur Roccas et les autres médecins
obtiennent dans la Manche pendant l'été.

« Très-fréquemment même, dit le docteur Gi-
» raud-Teulon, lorsque nous avions une série de
» beaux jours en plein cœur d'hiver, l'eau de la
» mer étant de 10 à 12 degrés centigrades et l'air
» nous offrant entre dix heures du matin et trois
» heures du soir une température très-élevée, nous
» avons conseillé très-fructueusement l'hydriatrie
» marine.

» Dans ces conditions, les bains méditerranéens
» offraient avec ceux de l'Océan, de juillet et d'août,
» une similitude incontestable. Les réactions étaient
» même généralement plus franches ; car l'exercice,
» toujours conseillé dans l'hiver immédiatement au
» sortir du bain et pris sous un certain soleil fort
» chaud, même en janvier, amenait infailliblement,
» en quelques minutes, chez les plus réfractaires,
» toutes les réactions désirables.

» Nous donnons ce détail, ajoute M. Giraud-
» Teulon, pour confirmer en les complétant les
» appréciations de notre confrère le docteur Roccas.
» Sur les rivages de la Méditerranée comme sur les
» côtes de l'Océan, les mêmes circonstances pro-

» duisent les mêmes effets ; mais il faut pour avoir
» des circonstances comparables placer en regard
» janvier, février, mars et avril de la rivière de
» Gênes, avec juin, juillet et août de l'embouchure
» de la Seine. Ceci fait, l'on aura même à l'avan-
» tage des premiers la supériorité de la différence
» de température du dehors et du dedans, des con-
» ditions admirables de réaction offertes par la
» promenade consécutive au bain, et enfin l'excès
» de minéralisation des eaux de la Méditerranée sur
» celles de l'Océan. »

La Méditerranée et la Baltique présentent les extrêmes des proportions salines contenues dans les
mers d'Europe. Ainsi, sur cent parties :

La Méditerranée contient en sels.	4,1
L'océan Atlantique.	3,8
La Manche.	3,6
La mer du Nord (Allemagne).	3,3
— (golfe d'Édimbourg).	3,0
La Baltique, dans la baie d'Apenrade.	2,2
— près de Doberan.	1,6

Les effets généraux des bains de mer peuvent se
diviser en *primitifs* et en *consécutifs*. Les effets primitifs sont, à peu de chose près, ceux de tous les
bains froids. La première impression est un frisson

subit qui dure peu, surtout si, comme il est prudent de le faire, on se plonge tout d'un coup dans
l'eau en ne laissant dehors que la tête. Une fois
plongé ainsi, on éprouve une sensation générale de
bien-être; puis, au bout d'un temps plus ou moins
long, survient un second frisson qui indique l'in-
stant où il faut sortir de l'eau.

Il est entendu que je ne parle ici que du bain de
mer pris d'une manière normale. Il y a dans cette
médication une foule de circonstances dépendant de
l'état du malade, de son âge, de sa constitution,
qui devront nécessairement faire varier la manière
de prendre le bain, ainsi que sa durée. Il y a aussi,
— et je dois insister sur ceci, — la question de
l'époque de l'année à laquelle le bain de mer doit
être pris, selon la force de réaction que possède
chaque malade, en raison de son âge, de sa constitution, etc. Comme je le dis au commencement de
ce chapitre, le golfe de Nice possède une gamme
plus complète de températures, soit de l'eau de mer,
soit de l'air atmosphérique, que l'Océan, et par
conséquent la médication par les bains de mer y
présente bien plus de ressources ; mais tout ceci
est du ressort du médecin traitant, qui seul peut
apprécier les choses.

L'effet primitif de tout bain de mer de courte durée est une sédation; et son effet consécutif le plus marqué, celui d'où semble dériver tous les autres, est une réaction caractérisée surtout par une plus grande activité de la circulation du sang et par une augmentation de chaleur à la peau. C'est cet effet consécutif que l'on doit chercher à provoquer, car c'est cet effet réitéré chaque jour, pendant un certain nombre de jours, qui détermine dans la constitution des malades des changements salutaires.

La réaction est d'autant plus franche après le bain de mer que l'on y aide par un exercice modéré dès qu'on s'est habillé; mais il est important d'éviter de subir à ce moment l'action du vent, qui pourrait déterminer un refroidissement toujours à craindre, surtout lorsque le malade n'a pas une grande force de réaction.

A Nice, tout est disposé pour le mieux pour que l'on puisse faire une salutaire promenade au sortir du bain. Si les vents soufflent du nord, on peut parcourir dans toute sa longueur la *promenade des Anglais*, et l'on y sera parfaitement à l'abri. Si, au contraire, les vents soufflent de l'est ou de l'ouest, le *boulevard du Pont-Neuf* ou le *Cours* offriront une promenade aussi agréable qu'abritée.

J'ai cité dans mon premier chapitre un passage de Fodéré qui tendrait à faire croire que le chlore de l'acide chlorhydrique contenu à l'état de combinaison chimique dans l'eau de la mer peut exercer une fâcheuse influence sur les personnes qui ont les poumons malades. On a agité, à diverses époques, la question de savoir si dans l'évaporation des eaux de mer une portion quelconque de sel marin (chlorure de sodium) pouvait être emportée par les vapeurs aqueuses, et si, dans ce cas, quelque élément de ce sel ou le gaz acide chlorhydrique lui-même pouvaient être développés dans l'atmosphère des bords de la mer par l'influence électro-chimique. Quelques expériences faites à ce sujet par Vogel et par d'autres chimistes semblaient avoir résolu la question affirmativement. Toutefois, dès 1833, Roubaudi avait publié, dans le *Journal de Pharmacie*, des observations qui étaient tout à fait contraires au résultat obtenu par Vogel.

Depuis lors, Roubaudi a repris ses expériences, et il s'était donné pour but d'établir d'une manière définitive : 1° si l'atmosphère des côtes contient de l'acide chlorhydrique, libre ou combiné ; 2° s'il en existe dans l'atmosphère de la mer à quelque distance des côtes.

Les résultats d'expériences multiples et très-savamment faites ont été : 1° que l'air, sur les bords de la mer et sur la mer même, ne contient ni acide chlorhydrique, ni chlorhydrates ; 2° que lorsque la mer est agitée, et surtout lorsqu'il règne un vent violent, des molécules d'eau de mer, dans un grand état de ténuité, flottent dans l'air, surtout près des bords où les vagues viennent se briser et sont même transportées par le vent à des distances plus ou moins grandes, suivant sa violence et le degré d'agitation de la mer ; 3° que, sans vouloir établir d'une manière précise cette distance, on peut croire qu'elle ne dépasse pas ordinairement celle de cent pas, du moins à Nice, où le vent du sud est rarement très-violent.

Il ne faut jamais perdre de vue que l'eau de mer est une véritable *eau minérale*, et d'autant plus active qu'elle contient plus de principes salins ou minéralisateurs ; à ce point de vue aussi, on comprend que l'eau de la Méditerranée doit être beaucoup plus active que celle de l'Océan, puisqu'elle contient une plus grande proportion des mêmes sels, et qu'en plus elle contient de l'iode, du brome, de la potasse et de l'ammoniaque. Donc, indépendamment des ressources qu'offre l'action de l'eau de mer à titre de bain froid, elle en présente encore comme *eau minérale ;* et sa puissance médicatrice, à ce point de vue, est très-prononcée et rend beaucoup de services, surtout chez certains malades. Et c'est pour obtenir ces divers effets thérapeutiques qu'on l'administre, soit en bains froids ou chauds, soit en douches chaudes ou froides, soit encore en injections ou en lotions, soit enfin en boisson.

Tous ces modes d'emploi de l'eau de la Méditerranée augmentent beaucoup les ressources que la médecine trouve dans l'usage de cette *eau minérale* par excellence.

L'eau de mer prise à l'intérieur est d'une grande efficacité et complète le traitement externe dans une foule de cas, et surtout chez les personnes à tempérament lymphatique, chez les jeunes filles chlorotiques, chez les scrofuleux et les rachitiques, et enfin chez les individus qui ont une prédisposition à la phthisie.

Enfin, les bains de sable de mer chauffé au soleil peuvent aussi rendre de grands services dans certains cas spéciaux.

Il arrive assez souvent que l'usage continué des bains de mer détermine une augmentation de l'appétit ; il est prudent de ne pas s'abandonner à cet appétit factice, car il pourrait en résulter, au bout de peu de jours, un embarras gastro-intestinal accompagné de diarrhée, qui forcerait à suspendre le traitement par les bains de mer.

Il importe aussi, lorsqu'on fait usage des bains de mer, d'être convenablement couvert, et la flanelle sur la peau ne sera pas de trop pendant tout le traitement.

Les principales circonstances dont il faut tenir compte lors de l'administration des bains de mer sont : 1° l'âge où l'on peut se baigner ; 2° les époques de l'année où il convient de le faire ; 3° les heures de la journée les plus favorables ; 4° la durée des bains ; 5° les pratiques hygiéniques à suivre avant et après le bain ; 6° le nombre des bains à prendre ; 7° les cas où il faut suspendre cette médication.

Toutes ces choses sont du ressort du médecin traitant : aussi n'entrerai-je ici dans aucun détail à ce sujet, d'autant plus que les indications varient à l'infini et sont pour ainsi dire individuelles.

J'ai dit, en commençant ce chapitre, qu'un traitement par l'eau de mer pouvait être très-utile, soit aux enfants, soit aux jeunes gens des deux sexes atteints de lymphatisme, état qui malheureusement

est plus commun qu'on ne le pense et qui, presque
toujours, est un indice d'une tendance à la phthisie soit héréditaire, soit acquise.

Il est évident pour tout médecin qui a suffisamment étudié les prédispositions du jeune âge, que
l'on parviendrait, dans la plupart des cas, à refaire
toutes ces constitutions débiles si l'on employait,
plus souvent qu'on ne le fait, un traitement par des
eaux minéralisées par le chlorure de sodium, par
l'iode et par le brome. Or les eaux de la Méditerranée, ainsi que le prouvent les diverses analyses
qui ont été faites, contiennent non-seulement du
chlorure de sodium, principe qui leur est commun
avec l'eau de l'Océan, mais encore des iodures et
des bromures. Si l'on ajoute à cela l'habitation sous
un climat tonique comme celui de Nice et au milieu
d'un air pur et habituellement sec, on comprendra
facilement que tout se trouve réuni dans ce pays
pour favoriser le développement des enfants et pour
leur procurer une bonne constitution.

J'ai parlé aussi des avantages que pourraient retirer des bains de mer les personnes qui avaient fait
usage des eaux minérales.

Cette question importante a été tout récemment
traitée à la Société d'hydrologie médicale de Paris,

et résolue dans le sens affirmatif par plusieurs de mes honorables confrères. Je ne crois pouvoir mieux faire que de reproduire ici leur opinion, qui a d'autant plus de valeur qu'ils ont apporté plus de soin à examiner la question.

M. le docteur Lemarchand, du Tréport, reconnaît l'influence heureuse, dans certains cas, des bains de mer comme complément des eaux thermales, et chaque année lui fournit l'occasion de voir les mêmes faits se reproduire et bon nombre de malades venir chercher, au Tréport, d'après le conseil du médecin des eaux, une guérison commencée à Ems, à Plombières ou à Vichy. L'état général de ces malades laisse à désirer; presque tous sont anémiques, les uns à la suite de diacrises intestinales déterminées et entretenues par les eaux, d'autres par l'effet alcalin des mêmes eaux qui, en diminuant la plasticité du sang, en diminuent en même temps la richesse; plusieurs ont des affections nerveuses de l'estomac, d'autres ont conservé une susceptibilité nerveuse générale très-grande; enfin un certain nombre ont acquis une sensibilité ou plutôt une impressionnabilité telle de la peau qu'ils sont sensibles aux moindres variations atmosphériques. Quelques jours passés au bord de la mer modifient favorablement leur état ; une saison de bains de mer suffit ordinairement pour les guérir complétement.

M. le docteur Hameau, d'Arcachon, dit que des eaux de Spa, de Pyrmont, etc., viennent tous les ans à Arcachon des jeunes filles chlorotiques, originaires du Nord pour la plupart, ayant fait bonne provision de globules sanguins ; très-améliorées, mais encore *atones*. Elles font une saison de bains de mer ; et comme si ce n'avait pas été assez d'un seul excitant pour les forces organiques, elles retournent guéries dans leur climat glacial.

D'après le même médecin, bien que les eaux sulfureuses soient le remède spécifique des maladies de la peau, il a vu souvent, après la disparition plusieurs fois obtenue des affections de la peau ou des membranes muqueuses, la persistance de l'état général diathésique, de la disposition aux rechutes de ces maladies, vaincue par l'emploi judicieusement fait des bains de mer. « De Luchon, dit ce » médecin, où guérissent si bien les maladies de la » peau, les malades qui conservent des engorge- » ments viscéraux seront très-utilement dirigés vers » une station de bains de mer. »

« Je suis, dit encore M. Hameau, de l'avis des

» médecins qui pensent que les eaux sulfureuses
» ne guérissent des scrofules que leurs signes exté-
» rieurs, et que les bains de mer forment la véri-
» table médication antiscrofuleuse. Même les résul-
» tats heureux obtenus à la longue par le régime
» bromo-ioduré ne peuvent être comparés aux ef-
» fets remarquables produits par les bains et le
» séjour au bord de la mer. Ceux-ci sont bien au-
» trement prompts et profonds. Les malades dont
» les ganglions engorgés, les ulcérés, les fistules,
» les caries, etc., auront disparu aux thermes chlo-
» rurés sodiques, feront très-sagement de compléter
» leur guérison par une ou deux saisons au bord de
» la mer. »

Ajoutons à ce qui précède ce que dit le docteur
Affre, qui depuis bien des années pratique à Biarritz :

« On répète qu'après un traitement par les eaux
» sulfureuses, on ne doit pas prendre des bains de
» mer. Il existe, il est vrai, quelques affections qui
» pourraient être irritées par l'action des bains de
» mer et qui sont soulagées par les eaux sulfureuses.
» Mais un grand nombre de maladies que l'on traite
» par les eaux sulfureuses pourraient être traitées
» plus efficacement par les bains de mer soit chauds,
» soit froids, et par l'air maritime.

» Dans ce cas se trouvent les affections produites
» et entretenues par les tempéraments lympha-
» tiques, scrofuleux, et par une faiblesse générale.

» On commence quelquefois la cure de ces di-
» verses affections par les eaux et les bains sulfu-
» reux, dans la crainte que ces malades n'aient pas
» assez de force pour obtenir une salutaire réaction ;
» mais quand la force est revenue, pourquoi leur
» refuser le bénéfice qu'ils obtiendraient de l'action
» de l'air, de l'eau et des bains de mer ? Pourquoi
» leur interdire une médication plus active, plus
» puissante, et parfaitement indiquée ?

» Depuis quinze ans, j'exerce la médecine à Biar-
» ritz, et souvent j'ai vu certains malades consolider
» par l'action de l'air, de l'eau et des bains de mer,
» la guérison opérée par les eaux sulfureuses ; d'au-
» tres terminer à Biarritz la cure commencée aux
» eaux, et enfin quelques-uns obtenir par l'air,
» l'eau et les bains de mer, un soulagement que les
» eaux sulfureuses n'avaient pu produire.

» C'est donc une erreur de croire que la médica-
» tion par les eaux sulfureuses exclut le traitement
» par l'eau de mer. »

Ce que les médecins que je viens de citer disent
des bains de mer de l'Océan et de la Manche, ne

peut-on pas, à bien plus forte raison, le dire des bains de la Méditerranée, où les malades qui ont fait usage des eaux minérales chlorurées et bromo-iodurées retrouveront, comme complément de traitement, non-seulement les mêmes principes minéralisateurs, — chlorures, iode et brome, — mais où ils se trouveront encore soumis à la si favorable influence d'un climat de tous points préférable à celui des rivages de l'Océan et de la Manche ?

Un des grands avantages que présente sur l'Océan notre belle Méditerranée, c'est l'absence de flux et de reflux. Il n'est aucun des baigneurs de l'Océan ou de la Manche qui ne sera de mon avis, lorsque je dirai combien est désagréable et parfois dangereuse cette alternative du flux et du reflux, qui fait qu'on ne peut prendre le bain de mer à l'heure qui convient le plus, mais que l'on est contraint de le prendre à l'heure où la mer veut bien vous le permettre ; inconvénient grave qui n'existe pas sur le littoral de la Méditerranée, où l'on est parfaitement libre de choisir ses heures de bain.

Sans nul doute, notre littoral de Provence offre plus d'un point où les bains de mer pourraient être pris avec beaucoup d'avantages sur ceux que l'on prend dans l'Océan. Toutefois, sur les côtes de Pro-

vence, il faut compter avec le *mistral*, et quiconque
n'a subi le *mistral* ne peut se faire une juste idée
de ce qu'a de désagréable, et surtout de préjudiciable à la santé, ce vent dont on ressent, à certains
moments *donnés*, la fâcheuse influence, depuis
Port-Vendres jusqu'à Fréjus.

Ce qui donne et donnera toujours au littoral de
notre nouveau département des Alpes-Maritimes
la prééminence sur le littoral provençal, c'est
l'absence complète de *mistral;* car, bien qu'à Nice
on désigne vulgairement sous ce nom le vent qui
nous vient d'Antibes, cependant ce vent n'est à vrai
dire qu'un *sud-ouest*, et non pas un nord-nord-ouest,
ainsi que je vais facilement le démontrer. Et ce n'est
point une question de préférence partiale, c'est simplement une question de géographie.

L'on sait qu'on donne en Languedoc et en Provence le nom de *mistral* au vent soufflant du nord-
nord-ouest, qui, après avoir couru le long de la face
nord de la chaîne des Pyrénées, et après s'être re-
froidi sur ses sommets neigeux, se réfléchit, par une
sorte de contre-coup, sur le Languedoc et sur la
Provence. Ce vent, en arrivant sur le littoral du département du Var, rencontre derrière Toulon les
derniers contre-forts des basses Alpes qui lui font

obstacle, et il vient mourir le long de ce littoral.
A Hyères, on le ressent encore ; il y est cependant
un peu moins violent qu'à Toulon. Il en est de même
à Saint-Tropez et à Fréjus ; et, par l'appréciation de
la configuration du littoral, il est facile de comprendre que le *mistral* doit avoir peu de prise sur
ces régions, qui sont en retrait déjà assez marqué,
relativement à la presqu'île de *Giens* et au *cap de
Porte*.

Mais le principal obstacle naturel qui forme
comme une sorte d'écran contre lequel viennent se
briser les dernières fureurs du *mistral* et qui abrite
Nice, c'est sans contredit le groupe de hautes montagnes désigné sous le nom de *l'Esterel,* groupe qui
surplombe le golfe de la Napoule et qui rejette vers
la mer ce qui reste du vent de nord-nord-ouest,
après qu'il s'est pour ainsi dire usé sur le littoral
provençal.

Une preuve bien concluante à l'appui de ce que
j'avance, c'est ce que dit Fodéré dans son *Voyage
aux Alpes maritimes.* Parlant des vents qui soufflent le plus fréquemment sur le littoral de Nice, il
dit que ce sont en général les vents du côté du sud,
et qu'il a été à même de constater à plusieurs re-
prises que, partant de Nice poussé par un bon vent

arrière pour se rendre à Marseille, on trouve souvent au delà du cap de la Napoule, à quatre lieues de distance de Nice, le nord-nord-ouest, ou mistral, qui ne dépasse pas cette pointe et qui oblige les navires à rétrograder.

Il ne faudrait pas, toutefois, s'imaginer que si je donne la préférence à la Méditerranée sur l'Océan, c'est parce que la Méditerranée est en général plus calme et moins agitée que l'Océan. Il ne faudrait pas croire que je sois d'avis qu'il ne faut se baigner que les jours où notre Méditerranée présente l'aspect d'un lac paisible. Ce n'est pas dans ces conditions que le bain de mer peut être le plus salutaire, et je ne saurais mieux exprimer ma pensée à cet égard qu'en citant le passage suivant d'un excellent article que vient de publier à ce sujet mon ami M. G. de Lavigne dans la *Gazette des Eaux*.

« La vraie cure marine, c'est ce milieu nouveau dans lequel vous allez vivre ; c'est précisément ce grand vent qui vous enveloppe d'un bain d'air, le plus salutaire peut-être de tous ; c'est cette atmosphère hydrosaline qui traverse vos vêtements et peut-être tout votre être ; c'est cette poussière marine, cette brume, cet embrun que vous aspirez sans l'aide de ces appareils puérils inventés pour pou-

droyer le liquide dans une chambre close. Et précisément, pour cette hygiène par excellence, ce qu'il
vous faut, c'est la mer dans ses mauvais jours,
lorsque ses flots roulent et se succèdent à vous
donner le vertige, lorsque le grand vent du large
enlève de la crête de chaque lame le nuage de
blanche écume dont il vous inonde.

» Ces mauvais jours de la mer, ce sont ses grands
jours, et, croyez-le bien, ce sont plutôt les jours de
fête de votre santé que ces placides journées où le
soleil, reprenant son empire, comprime les flots,
abat la brise, et renvoie les nuages vers l'autre hé-
misphère.

» Allez donc à la mer, n'ayez nul souci de cette
pluie qui persiste; laissez la robe de soie, le frêle
chapeau orné de velours et de plumes; chaussez-
vous solidement, enveloppez-vous de la tête aux
pieds d'un ample burnous de laine, et respirez à
pleins poumons la brume salée et le vent du large.
C'est la santé, la force et la vie. Dans ces conditions,
limité à une durée de dix ou vingt secondes, le bain
de mer fouette le sang, amène chez le malade une
vive réaction; il tonifie, et ne glace pas comme ces
malheureux bains de rivière toujours trop pro-
longés. »

Ce bain de mer, tonique au suprême degré, on peut, quand on le veut, le trouver à Nice ; car, à certains jours et à certaines heures, la lame n'y fait pas défaut, et l'on y trouve, de plus que sur les bords de l'Océan et de la Manche, un doux et vivifiant soleil qui aide à la réaction.

Nice, on le voit, est donc la ville des bains de mer par excellence, et si, comme il y a tout lieu de l'espérer, la nouvelle administration à laquelle se trouve maintenant confiée, depuis l'annexion à la France, la prospérité de l'ancien comté de Nice, sait tirer de ce beau pays tout le parti qu'il est possible d'en tirer, Nice deviendra forcément, d'ici à peu de temps, le séjour de prédilection d'une grande quantité de baigneurs.

L'administration française a bien transformé Biarritz ; Biarritz, ce pauvre village ensablé, perché sur la falaise qui domine l'Océan au fond du golfe de Gascogne, c'est-à-dire l'Océan avec toutes ses fureurs. Pourquoi ne transformerait-elle pas Nice, qui présente tous les éléments possibles de succès ; Nice, cette adorable Phocéenne dont les pieds sont baignés par le flot tiède et azuré de la Méditerranée ?

Dans tous les cas, ce ne sont ni les magnifiques hôtels, ni les confortables appartements, ni une

excellente nourriture qui manquent à Nice. Les
charmantes promenades n'y font pas défaut non
plus, et si l'administration locale sait dépenser à
propos quelques centaines de mille francs pour l'installation d'un casino, d'une salle de concert, etc.,
Nice sera dans de bien autres conditions que tous
ces bains de mer de l'Océan et de la Manche, qui,
en raison de leur ciel habituellement brumeux et
terne, n'ont pour principal attrait que leurs casinos,
tandis que Nice peut, en toute saison, offrir aux
étrangers son ciel splendide et l'infinie douceur de
son climat.

CHAPITRE V

Conseils aux personnes qui viennent habiter Nice soit par raison de santé, soit pour leur agrément.

HABITATIONS.

Les personnes étrangères au département des Alpes-Maritimes qui viennent habiter Nice ou sa campagne sont de deux sortes. Les unes y sont conduites par l'espoir de recouvrer la santé ; les autres, par le désir d'échapper aux rigoureux hivers du Nord. Les quelques conseils que renfermera ce chapitre et le suivant pourront, dans bien des cas, être utiles à ces deux catégories de visiteurs.

Je traiterai dans ce chapitre de ce qui concerne les habitations. L'alimentation, le vêtement, et les exercices divers, feront l'objet du chapitre suivant.

A Nice, les habitations sont de deux sortes : celles situées dans la ville, celles répandues çà et là dans la campagne.

Les parties de la ville généralement habitées par les étrangers sont : sur la rive droite du Paillon, la promenade des Anglais, la rue de France, le jardin public et les rues adjacentes, le quai Masséna, la place du même nom, ainsi que les nouvelles constructions qui entourent le temple russe ; puis, sur la rive gauche du Paillon, le boulevard du Midi, la rue Saint-François-de-Paule, le Cours, les Terrasses et les Ponchettes.

La promenade des Anglais, la façade du jardin public qui reçoit le sud, le boulevard du Midi et les petites maisons situées sous les Terrasses faisant face à la mer, sont, sans contredit, les endroits les plus salubres et les plus agréables à habiter pour les personnes en bonne santé aussi bien que pour les malades, surtout pour les individus à tempérament mou et lymphatique.

Les personnes douées d'un tempérament éminemment nerveux, celles qui ont des affections rhumatismales et des catarrhes bronchiques ou pulmonaires chroniques, feront bien de se loger dans les rues situées au second plan, c'est-à-dire abritées des vents de mer par un rang ou deux de maisons. Les maisons de la rue de France, de la rue Masséna, des rues nouvelles qui avoisinent le temple russe, celles de la rue Saint-François-de-Paule, du Cours, satisfont à cette exigence.

Une des plus heureuses expositions de toute la ville de Nice pour les personnes qui, par raison de santé, ne peuvent pas se loger trop près de la mer, est sans contredit la partie du quai Saint-Jean-Baptiste formée par l'hôtel Chauvain et par les deux maisons qui font suite à cet hôtel. Là on reçoit le sud ; on jouit du magnifique spectacle de la mer et du rivage d'Antibes ; et, bien que l'on soit sur la rive du Paillon, l'on échappe cependant aux rafales du nord-est, qui descendent parfois le long du lit du torrent. Les deux maisons qui font suite à l'hôtel Chauvain sont en effet disposées de manière à s'abriter elles-mêmes, et à abriter en même temps cet hôtel des vents soufflant du côté du nord.

Quels que soient, à Nice, le quartier et la rue que l'on habite, il faut toujours, — et ceci doit être une règle sans exceptions, — se loger de manière à recevoir le sud, ou à se rapprocher le plus possible de cette orientation, qui est la plus saine et la plus favorable à la santé, aussi bien en été qu'en hiver, ainsi que je l'ai expliqué dans le chapitre relatif à la climatologie.

La riante campagne qui entoure la ville de Nice

est émaillée d'innombrables maisons de plaisance, de ravissantes villas, de délicieux cottages, qui rivalisent d'élégance et de confort; mais la configuration du sol, qui donne lieu à des expositions variées et diversement abritées, oblige à apporter un soin tout particulier lorsqu'il faut faire un choix parmi ces habitations, surtout quand il s'agit d'une personne malade. Les indications qui vont suivre sont le résultat d'une étude spéciale, et aussi consciencieuse que possible, que j'ai faite de ces terrains et de ces expositions.

Commençons par la partie de la campagne de Nice située au sud-ouest de la ville, sur la route du Var, et nous parcourrons successivement cette campagne jusqu'au pied du Mont-Gros et du Montboron. Ceux de mes lecteurs qui voudront me suivre sans fatigue intellectuelle dans cette excursion feront bien d'avoir sous les yeux la *Carte des environs de Nice,* publiée par M. Charles Giraud.

Le village de Sainte-Hélène est, sur la route du Var, le point extrême où se rencontrent des villas louées aux étrangers. Depuis ce village jusqu'à Saint-Philippe, des collines escarpées ne laissent entre elles et la route qu'une faible distance occupée par quelques grandes maisons de campagne, assez favo-

rablement situées pour les personnes qui n'ont à
redouter ni les vents d'est et de nord-est, ni le voisinage de la mer.

De Saint-Philippe à Saint-Barthélemy, village
situé au pied du versant nord-ouest de la colline de
Cimiés, s'étend une vaste campagne, bornée au sud
par la ville de Nice, et au nord par des collines assez
élevées pour servir d'abri contre ce dernier vent.
Cette campagne est entrecoupée, dans la direction
nord-sud, par un certain nombre de vallons. Toutes
les villas qui la couvrent présentent des habitations
aussi saines qu'agréables. Cependant, lorsqu'on a
un choix à faire, il faut préférer celles de ces habitations qui ne sont pas situées dans l'axe d'un des
vallons dont je parle, lesquels, pendant l'hiver, peuvent y amener des courants d'air froid. La partie de
cette campagne qui se rapproche de la ville, et que
l'on désigne sous le nom de quartier Saint-Étienne,
est très-saine et très-agréable à habiter; mais le
quartier de Longchamp, ainsi que le quartier de
Carabacel, qui règne derrière le quai Saint-Jean-
Baptiste, et qui s'étend jusqu'à l'hôpital civil de
Saint-Roch, sont un peu humides.

Le fond du vallon de Saint-Barthélemy (le quartier appelé *Brancolar*) est un peu découvert, et re-

çoit les vents du nord par-dessus les collines sur-
baissées qui le séparent du Paillon, entre le mont
Falicon et la colline de *Saint-Pons*. Cette partie de
la campagne de Nice convient peu aux rhumatisants
et aux personnes affectées de maladies de poitrine.

Un endroit qui convient, au contraire, parfaitement à ces malades, est le chemin du *Ray*, depuis
son extrémité, à l'entrée de la montée de *Cimiés*,
jusqu'à la colline sur laquelle est situé l'ancien
hôpital militaire sarde. Toutes les villas étagées sur
la pente de la colline, au pied de laquelle passe
cette fraction du chemin du Ray, sont merveilleusement disposées pour être à l'abri des vents du
nord. On rencontre également, sur la montée qui
conduit à Cimiés, un certain nombre de villas fort
agréablement disposées ; mais elles conviennent
moins bien que les précédentes aux personnes malades et qui ont à se préserver des effets du vent.

Quant aux maisons qui bordent le Paillon, depuis
la place d'Armes jusqu'à Saint-Pons, elles sont trop
exposées aux rafales qui descendent parfois, pendant l'hiver, le lit du torrent, pour pouvoir être habitées par des malades.

Passant sur la rive gauche du Paillon, nous trouvons entre la route de Turin, d'une part, les hautes

montagnes contournées par la route de la Corniche et le port de Nice ; d'autre part, une vaste campagne désignée sous le nom de quartier Saint-Roch ou de Riquiers. Cette partie de la campagne est aussi humide, en général, que le quartier de Carabacel, et, en outre, elle reçoit les vents du nord descendus le long du Paillon, et qui, après avoir frappé l'extrémité des collines de Saint-Pons et de Cimiés, se répercutent plus ou moins violemment sur le quartier Saint-Roch.

Un petit coin qui est parfaitement abrité du vent du nord-est est le quartier dit du Lazaret, qui est situé entre le port et le nouveau chemin de Villefranche.

Les indications qui précèdent ne doivent être, au surplus, considérées que comme des généralités, l'appréciation de l'*exposition* et de l'*orientation* de chaque villa demandant pour ainsi dire un examen spécial.

Quel que soit le quartier où l'on choisira une habitation, l'on fera bien, sous tous les rapports, de se loger de préférence, quand on le pourra, dans une maison isolée, au milieu d'un jardin. Le quartier Saint-Étienne, celui de Longchamp, et la promenade des Anglais, présentent un certain nombre

de maisons de ce genre ; on y est toujours plus sainement que dans les habitations resserrées dans des
rues, où l'air circule moins complétement.

Une autre recommandation que j'adresse aux
étrangers, et sur laquelle je crois devoir insister,
c'est d'éviter, avec le plus grand soin, de se loger
dans des maisons nouvellement construites et qui
n'ont point encore eu le temps de sécher. Les Niçois
ont le tort très-grave, au point de vue de l'hygiène,
d'être persuadés qu'en raison de la sécheresse habituelle de leur climat, il n'y a pas d'inconvénient à
habiter des maisons qui viennent d'être terminées,
et ils s'y logent sans s'inquiéter des résultats. J'engage les étrangers à toujours s'assurer qu'une maison
est construite depuis au moins six mois avant de
l'habiter.

Après avoir donné une appréciation sommaire des
expositions diverses des habitations de Nice et de
ses environs, il ne me paraît pas hors de propos
d'indiquer à mes lecteurs les principales conditions
hygiéniques d'intérieur que doit réunir toute habitation sous le climat de Nice.

Quelle que soit la maison que l'on choisisse, on
fera bien de toujours s'assurer qu'elle a des caves,
surtout si l'on veut habiter le rez-de-chaussée ; sur-

tout encore lorsqu'il s'agit des quartiers de Saint-Étienne, Longchamp, Carabacel et Saint-Roch.

L'on doit éviter de se loger dans des appartements trop bas de plafond ; les entre-sol sont dans ce cas, et l'on s'y trouve dans les plus mauvaises conditions hygiéniques possibles. Les chambres n'ayant pas la hauteur convenable, et les fenêtres étant d'ailleurs souvent surplombées à l'extérieur par les entablements et les corniches des balcons de l'étage supérieur, il s'ensuit que ces chambres ne contiennent point une masse d'air suffisante, et que cet air ne peut se renouveler que difficilement. Les appartements bas de plafond et les entre-sol sont, au surplus, assez rares à Nice, où, en général, les constructions sont raisonnablement élevées, et où si trop souvent l'espace est trop économisé en largeur, il ne l'est pas en hauteur.

J'ai dit plus haut que la meilleure exposition pour un appartement, à Nice, était l'exposition du sud, et j'ai motivé le choix de cette orientation. Il faut surtout éviter, quant à la chambre à coucher, l'orientation ouest ; car, — à moins que l'appartement que l'on occupe ne soit abrité de l'ouest par des arbres ou des constructions quelconques, — elle est fort désagréable en ce que, pendant l'été, le lit reçoit, depuis environ deux heures après midi jusqu'au soir, les ardeurs du soleil ; de telle sorte que, dans une chambre à coucher ainsi orientée, l'air est étouffant au moment où l'on se couche, échauffé qu'il a été pendant cinq à six heures consécutives.

En général, dans presque tous les pays et dans un grand nombre d'habitations, la chambre à coucher est la pièce dont les dimensions sont les plus restreintes. Nice ne fait pas exception à cette règle antihygiénique, tant s'en faut, et les chambres à coucher y sont en général beaucoup trop petites Aussi j'engage les étrangers à se montrer exigeants sous ce rapport, car leurs exigences seules finiront par faire prendre aux Niçois qui, par spéculation, louent des habitations ou des appartements, la bonne habitude de mieux diviser les divers compartiments de ces appartements et d'y attribuer une plus grande étendue aux chambres à coucher.

A voir la parcimonie avec laquelle est accordé l'espace dans les chambres à coucher de Nice, il semblerait que le sommeil ne compte pas dans la vie de l'homme : ceci peut être vrai au point de vue intellectuel, car il est bien évident que, pendant le sommeil, l'âme humaine ne fonctionne guère ; mais, au point de vue physique, il n'en est pas de même, et la vie animale *végétative* n'est point interrompue, tant s'en faut. Aussi une chambre à coucher trop petite est-elle, par cela seul, une cause incessante d'insalubrité. Et ceci mérite une sérieuse considération, surtout de la part des personnes qui viennent à Nice pour remédier à la perte de leur santé.

Qu'on ne s'y méprenne pas, la question est beaucoup plus grave qu'on ne le pense généralement; car il faut bien avoir sans cesse présent à l'esprit que la plupart des individus bien portants passent le *quart*, sinon le *tiers* de leur vie dans leur chambre à coucher; que les personnes malades y passent parfois des mois entiers, et que, par conséquent, il est de la plus haute importance, pour la santé et la longévité, que cette partie si essentielle de l'habitation humaine soit parfaitement salubre à tous les égards. Si la chambre à coucher est dans de mauvaises conditions, si elle ne reçoit pas tout *l'air et toute la lumière* nécessaires, si elle est humide, ces conditions mauvaises agissent un peu chaque nuit sur l'organisme; au bout d'un temps plus ou moins long, selon la force de réaction que chacun de nous possède, la santé se détériore, l'on devient infirme et vieux avant l'âge, et l'on meurt prématurément. Chez les enfants, le séjour dans un air vicié se traduit, au bout d'un certain temps, soit par des maladies aiguës, telles que le croup, des fièvres typhoïdes, etc.; soit par des affections chroniques, telles que la scrofule, la phthisie, etc.

Mais comme, pour la majeure partie des hommes, il n'y a dans cette cause de détérioration rien qui saute aux yeux, rien qui frappe les sens, l'on entend chaque jour des personnes dire qu'elles ne savent comment elles sont devenues malades. Et, cependant, combien de fois ne se lève-t-on pas avec de la migraine, de l'inappétence, de la pesanteur de tête, une certaine fatigue, marques évidentes que l'on a séjourné pendant la nuit dans un air manifestement impur !

L'homme étranger à la science, l'hygiéniste amateur, — et il y en a beaucoup, aujourd'hui que le mot *hygiène* est devenu à la mode et que ses pratiques tendent à se populariser, — ne voient pas les causes de ces maladies et de ces morts prématurées. Le médecin, le seul hygiéniste sérieux, parce qu'il est le seul dont les connaissances en hygiène soient basées sur la physiologie et sur la physique, a le mot de l'énigme; mais il ne possède d'autre moyen que la persuasion, et l'instruction ne s'est point encore assez généralisée pour que l'homme de science

soit compris de tous ; il a contre lui dame Igno-
rance et sa fille bien-aimée la Routine, lesquelles,
aidées de la Superstition et des Préjugés, forment
une famille qui a encore un puissant empire sur les
sociétés humaines, mais qui bientôt, il faut l'espérer,
n'aura plus droit de cité nulle part et sera complétement bannie du globe terrestre.

  En général, les êtres humains donnent le pas à
toutes les affaires sur l'affaire essentielle, qui est de
se bien porter, parce qu'ils ne veulent pas comprendre que cette santé, sans laquelle on devient
une sorte de machine inutile, il est infiniment plus
facile de la conserver en appliquant à propos les
préceptes de l'hygiène et de la prophylaxie que de
la récupérer quand on l'a perdue, et que *la médecine-
préventive est la plus haute expression de l'art de
guérir*.

  Lorsqu'on peut se faire bâtir une habitation, il
faut considérer les chambres à coucher comme étant
de toutes les parties du logement de la famille celles
dont les dimensions relatives, dont les rapports avec
les autres locaux, dont l'orientation et dont les ouvertures doivent le plus attirer l'attention. En général, lorsqu'il s'agit de disposer un appartement
ordinaire, on sacrifie tout au salon, qui est cepen-

dant la pièce où l'on se tient le moins souvent ; car un grand nombre de personnes, surtout en France, ont la fort mauvaise habitude de passer leurs soirées d'hiver dans leur chambre à coucher. Cette manière de faire est éminemment contraire à la santé, parce qu'il en résulte qu'à partir du moment où l'on se met au lit jusqu'au lendemain matin, l'on n'a plus à respirer qu'un air vicié par le séjour qu'une ou plusieurs personnes ont fait dans la chambre à coucher pendant toute la soirée.

L'air normal, l'air des campagnes, est composé, — en volumes, — d'un cinquième d'*oxygène*, de quatre cinquièmes d'*azote* et d'un demi-millième d'*acide carbonique*, plus une proportion plus ou moins forte de vapeur d'eau. Toutes les fois que la composition de l'air s'éloigne notablement de celle qui précède, il en résulte pour la santé de très-fâcheux effets qui, s'ils ne deviennent point *immédiatement* apparents, n'en existent pas moins.

L'homme fait passer de 7 à 8 mètres cubes d'air par vingt-quatre heures dans ses poumons ; théoriquement parlant, cette quantité d'air serait suffisante s'il restait toujours *pur* et si l'oxygène s'y trouvait également réparti. Mais l'expérience démontre que le mélange des gaz dans un endroit clos est rarement uniforme, et que l'air *confiné*, c'est-à-dire renfermé dans une chambre sans pouvoir se renouveler, se trouve au bout de peu d'heures vicié, non-seulement par l'acte de la respiration, mais encore par la matière de l'exhalation de la peau (transpiration insensible) ; deux causes incessantes, et qui, à chaque seconde, modifient la composition de l'air d'une chambre.

L'homme rejette, en effet, pendant un laps de temps de vingt-quatre heures, par l'*expiration*, les 8 mètres cubes qu'il introduit successivement par l'acte de l'*inspiration*; mais, — et il faut bien tenir compte de ceci, — tandis que l'air *inspiré* ne contient à l'état normal qu'environ une *demi-partie* d'acide carbonique sur *mille*, l'*air expiré* en contient *quatre parties* sur *cent*, soit 40 pour 1,000.

Or, le gaz acide carbonique, dont la transpiration insensible accroît encore la proportion, est, comme on le sait, complétement impropre à la respiration, et, lorsque l'air en contient seulement *quatre parties sur mille*, il est rare qu'on ne ressente pas bientôt son influence délétère, qui se manifeste soit par de la pesanteur de tête, par des malaises nerveux et de l'oppression, signes avant-coureurs de l'asphyxie, soit par des migraines et des maux de cœur.

Il fallait donc, pour apprécier avec quelque exactitude le volume d'air nécessaire à la respiration, tenir compte de l'absorption de l'oxygène et du dégagement de l'acide carbonique ; et c'est par la détermination préalable de ce double élément que la science a pu constater que la quantité d'air strictement nécessaire était, pour l'homme adulte, de 23 mètres cubes par jour ; pour la femme, de 15 ; pour l'enfant, de 9 mètres cubes ; soit, pour une famille composée du père, de la mère et de deux jeunes enfants, une provision d'air pur de 50 mètres *au minimum.* Ce qui représente une chambre de 5 mètres de longueur sur 3 mètres et demi de largeur et 3 de hauteur. La capacité trop peu considérable d'une chambre à coucher peut, à la vérité, être compensée par un renouvellement actif et facile de l'air, mais il est important que ce renouvellement soit *réel.*

Il faut aussi tenir compte, quant à la chambre à coucher aussi bien que quant au salon, des quantités d'air que consomment soit les bougies, soit les lampes, surtout s'il y en a un certain nombre ; et, dans ce cas, il convient de renouveler l'air plus souvent encore que pendant la journée.

Malheureusement, tout le monde n'a ni le moyen

ni le temps de se faire bâtir une maison, et l'on se trouve presque toujours dans la nécessité de se loger dans des appartements plus ou moins mal disposés au point de vue de l'hygiène. Le meilleur conseil que je puisse donc donner à mes lecteurs, c'est de mettre dans le choix d'un appartement tout le temps nécessaire, de bien s'assurer surtout et de l'orientation et de la disposition des chambres à coucher, de tenir compte de leurs dimensions, de leur facilité d'aération, ainsi que de la manière dont se trouvent relativement placées les portes, les fenêtres et la cheminée, et enfin de ne jamais se loger dans des chambres à alcôves, disposition la plus insalubre de toutes. A côté d'habitations qui réunissent presque toutes les conditions du confort et de l'hygiène, il y en a, à Nice, dans lesquelles les conditions d'hygiène surtout sont négligées de la manière la plus déplorable.

L'on peut aussi, quand sous d'autres rapports un appartement convient, mais qu'une chambre à coucher est relativement trop petite, ou bien encore lorsqu'elle est mal orientée, modifier l'affectation primitive donnée aux divers locaux : ainsi, par exemple, faire de ce qui est le salon une chambre à coucher vaste et saine ; car, je ne cesserai de le redire à mes lecteurs, la santé est le plus précieux de tous les biens, et il faut toujours se rappeler que le tiers au moins de la vie se passe dans la chambre à coucher. Il faut donc, je le répète, mettre hardiment et radicalement de côté toutes les petites considérations de convenances mal entendues, et prendre pour chambre à coucher la pièce la plus vaste, la plus aérée et la mieux située de l'appartement.

Quant à l'ameublement de la chambre à coucher, voici ce que j'en pense. Bien des personnes, — les dames surtout, — s'efforcent de faire de leur chambre à coucher une espèce de boudoir; de telle sorte qu'on succombe presque toujours à la tentation d'habiter cette pièce de préférence à toutes les autres, et cela par suite des aises que l'on y trouve, et puis encore parce qu'on a soin d'y réunir ces mille petits riens que l'on croit indispensables à la vie et au bonheur.

Dût-on m'accuser d'être un Spartiate, un véritable sauvage, je ne puis m'empêcher de dire que je voudrais ne voir dans la chambre à coucher que le lit, la toilette, ainsi que tous les objets nécessaires aux soins de propreté, — lorsqu'il n'existe pas de cabinet de toilette, — et quelques siéges; mais rien, absolument rien autre chose. Je voudrais que le lit fût placé au centre de la chambre, et complétement isolé par conséquent, parce que l'air se renouvelle facilement dans le centre d'une chambre, et qu'il n'en est pas de même dans les angles. Il est bien entendu qu'il n'y aurait ni rideaux ni moustiquaire, car les rideaux et les moustiquaires font qu'il se forme autour de la personne placée dans le lit une atmosphère qui, au bout d'une heure ou deux que l'on est couché, est viciée par la respiration et par la transpiration insensible, et qui contribue, beaucoup plus qu'on ne peut s'en faire une idée, aux congestions cérébrales et à un grand nombre de maladies qui affligent l'espèce humaine.

Le meilleur moyen de se préserver des moustiques, ainsi que des divers insectes qui voltigent le soir, c'est de ne jamais introduire de lumière dans la chambre à coucher lorsque les fenêtres sont ouvertes. Si l'on a cette précaution et si on ne laisse pas ouvertes les portes qui, de la chambre à coucher, communiquent avec d'autres pièces dont les fenêtres sont ou ont été ouvertes, on ne sera guère tourmenté par les moustiques.

Introduire le luxe et la mode dans sa chambre à coucher, c'est presque toujours y laisser pénétrer la maladie ou la prédisposition à la maladie. Que prescrit le luxe? De lourdes et épaisses portières à toutes les portes ; de doubles rideaux bien épais et bien étoffés à toutes les fenêtres ; des baldaquins auxquels pendent d'amples rideaux qui enveloppent le lit ; un bon feu dans la cheminée ; un grand nombre de meubles, fauteuils, divans, etc. Qu'indique l'hygiène? De l'air pur et *incessamment renouvelé*. Or pense-t-on que l'air soit pur dans une chambre dont toutes les ouvertures sont obstruées par des centaines de mètres d'étoffes plus ou moins imperméables à l'air? Pense-t-on que l'air soit pur dans une chambre dont les ouvertures sont hermétiquement fermées, et où un foyer bien entretenu enlève à l'air de la pièce environ *trois mètres cubes* d'oxygène par kilogramme de combustible consommé? Pense-t-on qu'une personne couchée dans un lit entouré de rideaux quelconques, fussent-ils de tulle ou de gaze, respirera un air pur, lorsque après deux ou trois heures de sommeil elle sera forcée de respirer de nouveau l'air qu'elle a déjà expulsé de ses poumons? Pense-t-on, enfin, qu'une chambre dont la quantité normale d'air se trouvera diminuée en grande partie par un grand nombre de meubles, offrira encore assez d'air pour la respiration? Je sais que la mode est un tant soit peu tyrannique, et qu'elle a fait jusqu'ici très-peu de cas des préceptes de l'hygiène. Quand l'instruction générale sera ce qu'elle doit être ; quand, dans toutes les classes, on connaîtra les règles de l'hygiène, alors les divers artisans qui inventent les modes en tous genres les subordonneront à ces règles, et nous n'en serons ni moins élégamment, ni moins commodément meublés.

Oui, certes, un feu modéré placé dans une cheminée peut contribuer à renouveler l'air d'une chambre, bien qu'il consomme, ainsi que je le disais tout à l'heure, beaucoup d'oxygène ; mais c'est à la condition qu'une quantité d'air proportionnée à celle qui est consommée pourra s'introduire incessamment dans la chambre par les joints des fenêtres et des portes, ainsi que par les serrures. C'est à la condition aussi que, pendant la journée et surtout pendant la soirée, on ouvrira de temps à autre les portes et les fenêtres pendant quelques instants pour fournir au feu un nouvel aliment.

Oui, je le répète, l'air pur dans la chambre à coucher est la chose qui contribue le plus à la santé, et c'est peut-être celle à laquelle on tient le moins.

Deux fois dans ma vie j'ai été atteint de maladies graves portées au *summum* de leur intensité. Eh bien, une des choses qui concoururent très-efficacement à mon rétablissement fut sans contredit la précaution que l'on prit de laisser ouvertes *jour et nuit*, pendant la plus grande partie de ma convalescence, les fenêtres de ma chambre à coucher, et je me rappelle encore avec bonheur le bienêtre que je ressentais en respirant un air frais et pur, surtout pendant la nuit.

Lorsqu'une chambre à coucher n'est pas vaste et bien aérée, il faut se garder d'y conserver, pendant la nuit, une lampe ou une veilleuse; ou encore d'y laisser des animaux ou des fleurs. Si l'on a besoin d'avoir constamment de la lumière, il faut placer la veilleuse dans la cheminée; on pourrait encore la placer dans une sorte de lustre suspendu au plafond, et organisé de façon à présenter un tube servant de cheminée à la lampe, et qui, remontant jusqu'au plafond et caché dans son épaisseur, irait déboucher soit dans une cheminée voisine, soit au dehors, à travers l'épaisseur du mur. Une lampe de nuit ainsi organisée, loin de nuire, servirait au contraire de tuyau d'appel, et contribuerait à renouveler incessamment l'air de la chambre à coucher.

Les animaux en général, et les oiseaux en particulier, dont la respiration est très-étendue et qui consomment beaucoup plus d'air que les autres ani-

maux, contribuent aussi à diminuer la quantité
d'air respirable d'une chambre à coucher. Quant
aux fleurs, elles ont un double inconvénient : d'a-
bord elles absorbent pendant la nuit de l'oxygène et
dégagent de l'acide carbonique ; puis leurs odeurs
plus ou moins pénétrantes surexcitent le système
nerveux, et occasionnent souvent des accidents
graves et même une sorte d'asphyxie.

Au surplus, une dernière recommandation que
j'adresse au sujet de la chambre à coucher, c'est
d'ouvrir ou de faire ouvrir, dès le point du jour, les
fenêtres, afin que l'air pur et vivifiant du matin
puisse venir remplacer le plus tôt possible l'air
vicié de la nuit. Il ne faudrait pas s'imaginer surtout que l'on peut parvenir à changer les qualités
mauvaises de l'air qui a été renfermé pendant toute
une nuit ou toute une journée dans la chambre
d'un malade en brûlant des parfums, du sucre,
du vinaigre, et même en y répandant du chlorure
de soude ou de l'eau de Cologne. Ces divers moyens
fumigatoires ne feraient qu'ajouter une qualité mauvaise de plus à l'air déjà vicié par les habitants de
la chambre.

Je demande pardon à mes lecteurs si j'entre dans
ces quelques détails ; mais il m'a semblé qu'ils ne

seraient pas déplacés dans un livre consacré en grande partie à des individualités maladives.

Jusqu'à ce jour, le sommier élastique n'a pas été accueilli avec grande faveur par les Niçois ; on est un peu routinier à Nice, et l'on y professe en général un respect beaucoup trop prononcé pour les anciennes habitudes : aussi l'abominable paillasse de maïs y est encore en honneur. J'engage les étrangers à se montrer un peu exigeants à ce point de vue s'ils veulent être bien couchés, et, pour les malades surtout, c'est une chose essentielle.

Aujourd'hui qu'on se sert presque exclusivement de lits en fer qui, en général, sont fort bas, il faut avoir bien soin que les sommiers et les matelas soient disposés de manière à ce qu'une personne, étant couchée, se trouve au moins à 70 centimètres du sol de la chambre ; car il est bon de se rappeler que l'acide carbonique qui se dégage par suite de l'acte de la respiration gagne toujours, en raison de sa pesanteur spécifique qui est une fois et demie plus grande que celle de l'air pur, les couches inférieures ; c'est ce qui explique, au surplus, pourquoi on ressent des étouffements et un malaise plus ou moins prononcé quand on est forcé de coucher sur un simple matelas posé sur le parquet. Et, à ce pro-

pos, je dirai aux mères qui ont la bonne habitude
de placer leurs enfants, dès qu'ils ont six mois, sur
un tapis ou sur une couverture de laine étendue sur
le parquet, ce qui est bien préférable à les tenir
toute la journée sur les bras, où ils absorbent l'air
vicié qui sort des poumons de la mère ou de ceux
de la nourrice, qu'il faut qu'elles prennent l'habitude de bien ventiler la chambre où l'enfant doit
ainsi prendre ses ébats, afin d'expulser la couche
d'acide carbonique qui pourrait se trouver à la surface du sol, et qui préjudicierait notablement à
l'enfant.

Il n'y a pas bien longtemps encore, on ne se servait
généralement que de draps de lit de toile de chanvre
ou de lin, et l'on dédaignait de se servir de tissu de
coton pour cet usage. Aujourd'hui l'on revient peu
à peu de ce préjugé que nous autres médecins nous
avons le droit de qualifier de ridicule, et qui n'est
basé au surplus que sur le peu de connaissance que
l'on a des lois de la physique. En effet, en étudiant
la question, si importante pour la santé, de la con-
ductibilité calorique des divers tissus animaux ou
végétaux, on reconnaît expérimentalement que les
tissus de chanvre et de lin étant meilleurs conduc-
teurs du calorique que ceux de coton, il y a tout

avantage à préférer ces derniers pour les vêtements
qui sont en contact immédiat avec le corps, ainsi
que pour les draps de lit ; et cela parce que les tissus
de coton refroidissent moins la périphérie du corps,
par la raison bien simple qu'ils absorbent moins facilement le calorique du corps.

Les draps de lit en toile peuvent convenir pendant l'été, dans les pays chauds, car l'on recherche
alors une agréable sensation de fraîcheur ; mais,
pendant l'hiver, il est plus agréable et plus convenable à la santé de se servir de draps en tissu de
coton. Dans ce cas, l'on éprouve, à peine entré au
lit, une douce chaleur qui, surtout pour certains
tempéraments et pour certains âges, est on ne peut
plus salutaire.

Je dirai en passant que, quant aux chemises, celles
en toile de chanvre ou de lin peuvent devenir, à certains moments donnés, la cause de terribles maladies, telles que pneumonies et pleurésies, lorsque
ces vêtements, à la suite d'une course prolongée ou
forcée, ou bien encore après un bal, sont humectés
par la transpiration qui se refroidit à la surface du
corps. Je sais que beaucoup de personnes, les dames
surtout, faisant consister la coquetterie dans le prix
élevé d'un vêtement, croiraient déroger et manquer

à ce qu'elles se doivent, si, au lieu de chemises en
batiste ou en fine toile de Hollande, elles portaient
des chemises en toile de coton, quelque fin que
pût d'ailleurs en être le tissu. A ces personnes qui
ont la bonté de placer la coquetterie et certaines
pratiques aristocratiques au-dessus de la santé, je
rappellerai ce vers du fabuliste :

> Mieux vaut goujat debout qu'empereur enterré.

Mieux vaut, en effet, se bien porter et se servir de
draps de lit et de chemises à bon marché que de
risquer sa santé, et parfois sa vie, en ne se servant
que de chemises et de draps de lit en toile à vingt-
cinq francs le mètre.

Quelques mots encore sur certaines précautions
à prendre dans les chambres de malades.

C'est surtout dans ces chambres qu'il importe
que l'air soit souvent renouvelé, sans toutefois, autant que possible, que la température varie trop, à
moins que le genre de maladie ne permette, comme
je le dis plus haut, de tenir les fenêtres constamment ouvertes, même la nuit ; ainsi la prudence
veut qu'on s'y prenne de manière à ce que le thermomètre oscille entre 12 et 17 degrés, et ne dépasse pas cet écart. Il vaut mieux, quand on veut

renouveler l'atmosphère d'une chambre de malade,
ouvrir simultanément les fenêtres et les portes, et
ne les laisser ouvertes que pendant quelques instants, en ayant soin de faire cette opération une ou
deux fois au moins chaque jour, que de ne laisser
alternativement qu'une porte ou une fenêtre ou-
verte à la fois pendant une demi-heure. Dans le
premier cas, l'air se trouve plus radicalement renouvelé et le malade est moins fatigué que dans le second. Il est bien entendu qu'avant d'ouvrir ainsi
portes et fenêtres, on aura soin de couvrir convenablement le malade.

Lorsqu'on a à soigner une personne atteinte
d'une maladie grave, il faut, autant que faire se
peut, changer chaque jour, ou tout au moins chaque deux jours, ses draps, ses couvertures, ses
oreillers et ses matelas. Point n'est besoin pour
cela d'avoir un grand nombre de ces objets, car il
suffit de laisser exposé à l'air pendant une partie
de la journée, après les avoir secoués et battus,
les objets de literie qui ont servi la veille et qui ser-
viront de nouveau le lendemain. Il faut même les
exposer au soleil si faire se peut. Bien des fois j'ai
acquis la preuve de l'excellence de cette manière
de faire, et dans les cas de fièvre typhoïde, de

variole, et d'autres maladies aussi graves, j'ai vu un
mieux marqué devenir la conséquence du changement de literie que je conseille.

Si j'insiste sur l'importance de l'aération et du
renouvellement de l'air autour des malades, c'est
parce qu'en général dans le monde, et surtout dans
les classes élevées de la société, on semble prendre
à tâche d'empêcher l'air de pénétrer jusqu'aux malades, *dans la crainte de leur faire du mal.* Que
de fois ne m'est-il pas arrivé, dans le cours de ma
longue carrière médicale, d'entrer dans des chambres à coucher que je ne pouvais m'empêcher de
comparer à de véritables tombeaux. Ni air, ni lumière, ni bruit d'aucune espèce ; c'est-à-dire
absence complète de ce qui caractérise la vie et
réunion de ce qui peut attrister un malade, assom-
brir ses idées, agir défavorablement sur son physique aussi bien que sur son moral, et lui faire
croire qu'il est beaucoup plus gravement atteint
qu'il ne l'est réellement. Certes, je suis loin de
vouloir dire qu'il faut exposer le malade à un air
froid, à tout l'éclat d'un ardent soleil, aux bruits
souvent si désagréables du dehors ; mais à moins
de cas exceptionnels qui, au surplus, sont indi-
qués par les médecins traitants, pourquoi ne pas

laisser pénétrer dans les poumons d'un malade un air *pur* qui, vivifiant son sang, contribuera puissamment au retour de la santé ? Pourquoi ne pas laisser un rayon de soleil venir l'égayer et l'empêcher de s'étioler dans son lit ? Pourquoi ne pas lui laisser entendre quelques voix amies ? Rien de tout cela ne peut augmenter l'intensité du mal, et ce sont au contraire des moyens qui, en agissant autant sur le moral que sur le physique, aident au succès de la médication.

Je ne saurais trop recommander à mes lecteurs de porter leur attention sur les papiers de tenture des appartements, et lorsqu'ils y trouveront des papiers *verts*, de demander qu'on les change. Ces papiers sont colorés au moyen de substances minérales qui sont ordinairement des acétates ou des arséniates de cuivre, et depuis quelques années on a signalé un certain nombre de cas d'empoisonnements déterminés par ces sortes de papiers.

Dans un pays où le soleil a l'éclat qu'il possède à Nice, et où par conséquent les ophthalmies sont à craindre, on devra éviter aussi les papiers de tenture à couleurs éclatantes, vives et contrastées.

À Nice, les appartements loués aux étrangers ont en général des tapis ; c'est une coutume d'autant meilleure que les pièces sont carrelées et non parquetées. Il y a différentes manières d'entretenir la propreté des tapis ; la meilleure consiste à faire jeter dessus, chaque matin, une certaine quantité de feuilles de laitue, ou de toute autre plante à feuilles molles et humides coupées menu, et à faire rouler au moyen d'un balai en chiendent, successivement sur toute l'étendue du tapis, ces herbes découpées, qui par leur humidité absorbent la poussière. En opérant ainsi, on évite de soulever une grande quantité de poussière dont les molécules les plus ténues restent fort longtemps en l'air et pénètrent dans les voies respiratoires.

J'insiste sur ceci, parce que de très-récentes expériences du docteur Pouchet, médecin de l'Hôtel-Dieu de Rouen, et micrographe très-distingué, ont attiré l'attention sur les corpuscules introduits *avec l'air dans les organes respiratoires de l'homme et des animaux.*

Ces expériences me paraissent assez curieuses et surtout assez intéressantes au point de vue de la santé pour que j'en donne ici un extrait.

« J'avais pensé depuis longtemps, dit le docteur Pouchet dans un mémoire présenté à l'Académie des sciences de Paris, que l'étude des corps

13.

que l'air chasse dans les voies respiratoires des animaux pourrait offrir quelques révélations à la physiologie et jeter une vive lumière sur la micrographie atmosphérique. Mon attente n'a point été trompée. En effet, dans presque toute la série zoologique, l'examen de l'appareil respiratoire nous révèle ostensiblement les diverses modifications du milieu qu'habitent les espèces. Mais il m'a semblé que les plus importantes notions à cet égard devraient être offertes par les animaux dans l'organisme desquels l'air pénètre plus profondément. D'après cela, les oiseaux ont dû être l'objet d'une attention toute particulière, eux chez lesquels l'air, après avoir traversé les poumons, se répand nonseulement dans les diverses cavités du tronc, mais parvient même jusque dans l'intérieur des os ; sur ces animaux, je me suis surtout attaché à examiner les os les plus pneumatiques et principalement les humérus, les omoplates et le sternum. Et comme dans ceux-ci les corpuscules, une fois introduits, ne sortent que difficilement, à cause de l'immobilité des parois et de l'irrégularité des anfractuosités, on y trouve de nombreux vestiges de tout ce que l'air entraîne avec lui dans l'appareil respiratoire.

» Lorsque l'on observe des animaux qui vivent

au milieu de nos villes et dans l'intérieur de nos
habitations, l'on est frappé de l'énorme quantité
de fécule que recèlent leurs organes respiratoires :
chez les oiseaux, l'on en découvre même fort abondamment jusque dans l'intérieur des os ; des parcelles de fumée, des filaments des étoffes diverses
qui composent nos vêtements s'y rencontrent aussi
avec la même profusion. Mais plus l'animal vit
éloigné de nos villes, plus il habite des sites sau-
vages, plus aussi ces corps deviennent rares dans
l'air inspiré. Souvent même on n'en rencontre aucune trace, si les animaux et les oiseaux que l'on
observe sont de ceux qui se tiennent sans cesse
cantonnés au milieu des forêts ; chez eux, tout l'appareil respiratoire est, au contraire, rempli d'abon-
dants débris de végétaux..... Étudié de la sorte,
l'appareil respiratoire nous donne une fidèle idée
de la vie des animaux. Non-seulement il nous révèle quels sites ceux-ci préfèrent, quel est leur
genre de nourriture, mais même, quand ils sont
domestiques, quelle est la profession des individus chez lesquels ils ont vécu.

» J'ai retrouvé dans les poumons de l'homme
les mêmes corpuscules atmosphériques que je ren-
contrai chez les animaux. Sur deux personnes mortes

dans l'un de nos hôpitaux, une femme et un homme, j'ai trouvé une quantité notable de fécule de blé, normale ou panifiée ; des parcelles de silice et des fragments de verre ; des fragments de bois de teinture d'un beau rouge ; des débris de vêtements, et enfin une larve d'arachnide microscopique encore vivante. »

Les expériences du docteur Pouchet ont été faites par centaines, et cet observateur jouit d'une réputation incontestée d'honnêteté scientifique ; il n'y a par conséquent aucun doute à avoir, et d'ailleurs chacun est libre de répéter ces recherches si éminemment curieuses et utiles, surtout au double point de vue physiologique et pathologique. Déjà, au surplus, il y a quelques années, l'attention avait été attirée sur une maladie des poumons spéciale aux ouvriers employés à la manufacture d'armes du gouvernement, à Châtelleraut (Vienne), à aiguiser les armes blanches. Pendant l'aiguisage, qui se fait au moyen de meules de grès tournant avec une grande rapidité, il se détache et il se répand dans l'air une poussière de grès d'une extrême ténuité, qui, aspirée par les ouvriers avec l'air, engorge peu à peu les poumons, et finit par donner lieu à une maladie mortelle, connue sous le

nom de *maladie des aiguiseurs*. Pour la prévenir ,
on a établi dans les ateliers un système de ventilation au moyen duquel la poussière des meules
est entraînée hors du bâtiment. Depuis que cette
machine fonctionne, la mortalité causée par la maladie des aiguiseurs a rapidement décru, et tout fait
espérer qu'elle aura entièrement disparu dans un
avenir prochain.

De ce qui précède, il faut conclure qu'il est
extrêmement important pour tout le monde, et
surtout pour les personnes qui, souffrant de la
poitrine, viennent chercher à Nice une amélioration
à leur état maladif, d'éviter avec le plus grand soin
de respirer un air chargé de molécules d'une poussière toujours irritante, puisqu'elle agit dans les
bronches et dans les poumons comme un corps
étranger. Et c'est pour cela que je recommande le
moyen si simple et si commode, que j'ai indiqué
plus haut, d'enlever la poussière des tapis.

C'est bien assez pour les malades d'être forcés
d'aspirer, avec l'air qu'ils respirent, la poussière qui
est en permanence dans l'atmosphère, et que tout
le monde peut apercevoir lorsqu'un rayon de soleil
est dirigé dans une chambre dont les volets sont
fermés ; et il importe beaucoup d'éviter toute autre

cause d'invasion de corps étrangers dans les voies respiratoires.

Je crois devoir faire remarquer, à cette occasion, que la ville de Nice, outre son climat privilégié qui la recommande si particulièrement aux malades, jouit encore de l'immense avantage de n'être point une ville industrielle, et de n'avoir par conséquent son atmosphère générale souillée par aucune espèce de poussière qui soit de nature à nuire aux malades atteints d'affections de poitrine. Il y a bien à Nice, comme dans toutes les villes méridionales où le soleil dessèche promptement et profondément le sol, la poussière des rues et des promenades qui est composée de particules très-ténues de silice et de carbonate calcaire; mais il est à présumer que l'édilité niçoise saura faire disparaître en presque totalité cet inconvénient très-grave pour ses hôtes d'hiver, en appliquant à Nice les arrosages d'eaux chargées de principes minéraux, ainsi qu'on le fait avec tant de succès depuis peu à Montpellier.

Je vais terminer ce que j'ai à dire au sujet des habitations par quelques conseils relatifs aux moyens de chauffage.

A Nice, on ne chauffe guère les appartements que de deux manières : par des cheminées, et c'est le

meilleur mode ; par des *braseros,* moyen détestable
et excessivement dangereux pour la santé, et sur
les graves inconvénients duquel j'attire tout particulièrement l'attention de mes lecteurs. En effet,
le charbon de bois (ou la braise), en brûlant, se
combine avec l'oxygène de l'air, et il produit deux
gaz qui tous deux sont de véritables poisons : le *gaz
acide carbonique* et le *gaz oxyde de carbone.*

L'*acide carbonique,* le seul des deux qui soit
connu des personnes étrangères à l'étude des
sciences physiques et chimiques, est un gaz inco-
lore ; il est composé d'une partie de carbone et de
deux parties d'oxygène ; il ne brûle pas et il est
impropre à la combustion ; il est une fois et demie
plus lourd que l'air ; il gagne, par conséquent, partout où il se produit, le niveau du sol. Il tue les
animaux par asphyxie ; il les étouffe, parce que,
remplissant les premières ramifications des voies
respiratoires, il s'interpose comme un corps étranger et il empêche l'air pur extérieur d'entrer dans
les poumons et de venir vivifier le sang.

L'*oxyde de carbone* est également un gaz inco-
lore, mais il brûle avec une petite flamme bleue ;
il est composé d'égales proportions de carbone et
d'oxygène. C'est le gaz *oxyde de carbone* que l'on

voit brûler sous forme d'une flamme bleue à la surface du charbon de bois allumé dans un fourneau. L'*oxyde de carbone* se répand dans les appartements lorsque, par les temps de brouillards, les cheminées ou les poêles ont un tirage insuffisant.

Le gaz *oxyde de carbone* est un poison aussi énergique et aussi dangereux que l'acide prussique (hydro-cyanique). Il n'en faut qu'une très-*minime quantité* pour tuer, en faisant éprouver d'horribles souffrances.

L'odeur que l'on ressent dans une chambre fermée dans laquelle on brûle de la braise, du charbon de bois, de l'anthracite ou du coke, est l'odeur d'*oxyde de carbone*. Cette odeur doit être un avertissement qu'il y a là, dans l'atmosphère, un poison mortel, et qu'il est temps de faire arriver de l'air pur. On est généralement d'accord pour attribuer à ce gaz la cause des nombreuses fièvres qui se déclarent pendant l'hiver parmi les habitants des villes, qui ont la mauvaise habitude de se confiner sans air dans des chambres trop chauffées.

Les *braseros*, on le voit, doivent donc être bannis d'une manière absolue des habitations des personnes qui tiennent à la conservation de leur santé.

Quelques familles russes, venues à Nice pour y passer les précédents hivers, ont fait monter dans leurs appartements des poêles en fonte, réminiscence de leur pays. Ce sont toutefois de rares exceptions. Quiconque connaît Nice ne saurait associer l'idée attristante d'un poêle avec la riante idée d'orangers en fleur et de champs de violettes parfumées.

Les poêles aussi ont le grave inconvénient, lorsqu'ils sont trop fortement chauffés, de donner lieu à la formation d'une certaine quantité d'*oxyde de carbone,* et l'on ressent alors une sorte d'assoupissement qui n'est que le premier degré de l'empoisonnement.

Les personnes qui ont habité le nord de l'Europe toute leur vie ne peuvent se rendre compte d'un hiver tempéré, tel que celui de Nice : aussi l'idée seule de l'hiver entraîne pour ces personnes l'idée de froid, et beaucoup d'entre elles, par suite de l'habitude qu'elles en ont, emploient même à Nice tous les moyens possibles pour se créer dans leurs appartements une chaude atmosphère. Cette manière de faire est préjudiciable à la santé en ce sens qu'elle rend très-impressionnable au froid ; il s'ensuit que les personnes qui, à Nice, ont dans leurs appartements une atmosphère factice très-élevée, et qui sortent pour se promener, sont beaucoup plus accessibles au froid ; et que, là où les habitants de ce pays ne courent aucun risque de maladie, elles sont incessamment exposées à contracter des inflammations des organes respiratoires ou à voir empirer les maladies des mêmes organes. Le meilleur conseil que je puisse, en conséquence, donner aux personnes du Nord, c'est de faire dans leurs appartements, à Nice, le moins de feu possible. Elles seront ainsi bien moins accessibles aux variations de température. A mon avis, les poêles doivent être complétement laissés de côté.

Je terminerai ce chapitre en disant quelques mots d'une pratique qui malheureusement a cours encore aujourd'hui et qui a un certain nombre d'adhérents, mais qui n'en est pas moins mauvaise ; et c'est pour cela que je vais m'efforcer, par là citation suivante, de prouver aux personnes qui ont encore foi en cette pratique qu'elle ne peut que nuire beaucoup aux malades. Je veux parler de la médication qui consiste à faire respirer aux personnes atteintes d'affections graves et chroniques de la poitrine l'air des étables à vaches, et même à les faire coucher dans ces étables.

M. Huzard, membre éminent du conseil d'hygiène et de salubrité publique de Paris, a donné les indications suivantes relativement à la mauvaise habitude que l'on a de faire coucher les domestiques de ferme dans les étables.

« Dans presque toutes les fermes, les employés que leurs occupations attachent aux étables, aux écuries, etc., couchent dans les endroits où séjournent les animaux auxquels ils donnent leurs soins. Non-seulement on ne regarde pas cette habitude comme vicieuse, mais encore on pense que certaines maladies sont guéries par un séjour plus ou moins prolongé dans les étables. Cette méthode, basée sur la routine, doit être répudiée par le bon sens, attendu qu'on ne peut respirer dans une étable qu'un air vicié, usé par la respiration des animaux, et par conséquent manquant des principes organiques nécessaires à la santé. Aussi l'on peut facilement s'assurer que les gens placés dans ces conditions sont, dans la plupart des cas, atteints de scrofules et d'accidents morbides du système lymphatique. »

M. Huzard termine en disant que tout bien considéré, il y a barbarie et danger sérieux à forcer les ouvriers des fermes à habiter les étables et les écuries pendant la nuit.

L'on conclura donc avec moi que si cet hygiéniste distingué se prononce d'une manière aussi
décisive contre l'habitation des écuries par les va-
lets de ferme, il y a lieu, à bien plus forte raison,
de ne jamais faire coucher dans les étables à vaches
de malheureux phthisiques dont les poumons ont
déjà bien assez de peine à fonctionner lorsqu'ils se
trouvent dans une atmosphère pure.

CHAPITRE VI

ALIMENTATION, VÊTEMENT, EXERCICES DIVERS.

La question de l'alimentation est une question qui vraiment vaut la peine d'être traitée, dans l'intérêt des nombreux étrangers qui affluent à Nice et qui, en y trouvant un soulagement à leurs souffrances sous l'influence d'un heureux climat, n'en retirent parfois cependant pas tout le bénéfice qu'ils pourraient en obtenir, parce que trop souvent leur alimentation est mal appropriée à ce climat nouveau qu'ils viennent habiter.

Ce qui, en fait d'alimentation, caractérise les régions septentrionales de l'Europe, c'est la grande prédominance de l'usage de la viande et des boissons spiritueuses. Dans les pays méridionaux, tels que l'Espagne et l'Italie, au contraire, l'habitude veut

14.

qu'on donne la préférence aux aliments végétaux et surtout aux substances féculentes et sucrées.

Tous les savants qui ont fait des recherches et des travaux sur l'alimentation humaine sont d'avis que la nourriture de l'homme doit toujours être appropriée au climat qu'il habite. Je partage complétement leur opinion et je pense qu'un Anglais, un Suédois ou un Russe ne doivent pas se nourrir à Nice de la même manière qu'à Londres, à Stockholm et à Pétersbourg. Et cependant, en général, les habitants des régions nord de l'Europe modifient rarement leur alimentation substantielle quand ils viennent habiter les régions méridionales.

J'ai besoin de demander pardon à mes lecteurs si j'entre ici dans quelques détails techniques; mais ces détails me semblent indispensables à l'intelligence des conseils qui suivront. Je ne fais que reproduire au surplus, ici, les idées et les théories du docteur Longet, auteur d'un remarquable *Traité de physiologie.*

Les aliments, on le sait, se divisent en *plastiques* et en *respiratoires.* Les premiers servent à la formation et à la *réparation incessante* de nos os, de nos muscles ; les seconds servent à la *respiration* et à la *calorification* en fournissant à nos poumons du carbone, lequel se combine avec l'oxygène de l'air et produit un grand dégagement de chaleur animale.

Les aliments *plastiques*, qu'ils soient d'origine animale, comme la viande, ou d'origine végétale, comme la farine de blé et certains légumes tels que les pois, les haricots, les lentillés, sont toujours formés d'oxygène, d'hydrogène, de carbone et d'azote ; tandis que les aliments respiratoires, qui comprennent les huiles, le beurre, les matières grasses diverses, les différentes sortes de sucres, l'alcool, les fécules, etc., ne sont formés que d'oxygène, d'hydrogène et de carbone, et *ne contiennent pas d'azote.*

Dans la catégorie des aliments *respiratoires,* le pouvoir calorifique des *corps gras* est trois fois plus grand que celui des corps *sucrés* ou *féculents,* et c'est pour cela qu'instinctivement les habitants des régions polaires consomment plus d'huiles et de graisses que de fécule et de sucre. L'alcool tient le milieu, comme pouvoir calorifique, entre les corps gras et les sucres et les fécules ; et de tous les aliments *respiratoires,* il est celui qui passe le plus rapidement dans le sang : il peut donc compenser jusqu'à un certain point l'usage des matières féculentes et des substances grasses. Aussi les Indiens du nord de l'Amérique, qui vivent de leur chasse, ne consommant guère que des aliments *plastiques* pendant l'hiver, époque à laquelle leur gibier n'a que des muscles et manque de graisse, ont, surtout pendant cette saison, une propension particulière et tout instinctive pour l'eau-de-vie. Quand ils ne peuvent pas s'en procurer, ils la remplacent par l'huile de poisson; l'on sait, en effet, que les huiles ont les mêmes principes constitutifs que l'alcool, et que ces deux substances se remplacent l'une l'autre et semblent incompatibles : aussi l'observation a fait reconnaître que les personnes habituées à l'usage du vin en perdent l'envie et le goût quand elles prennent de l'huile de foie de morue.

Suivant le célèbre chimiste Liebig, les individus qui s'abstiennent de boissons fermentées mangent en proportion davantage d'aliments féculents. Et il en cite un exemple dans ses *Nouvelles lettres sur la chimie*. « Depuis l'établissement des sociétés de tempérance, dit-il, on crut équitable, dans beaucoup de ménages anglais, de compenser en argent la bière que recevaient tous les jours les domestiques, et dont ils s'abstenaient une fois membres de ces sociétés. Mais on s'aperçut bientôt que la consommation du pain augmentait dans une proportion

surprenante, de telle sorte qu'on payait deux fois
la bière : une fois en argent et une autre fois en
équivalent de pain. »

Indépendamment des aliments *plastiques* et des
aliments *respiratoires*, l'être humain a besoin de
se compléter par certains principes minéraux ; les
plus nécessaires sont : le *chlorure de sodium* ou sel
marin ; le *fer* et le *phosphate de chaux*. Ces principes nous sont fournis en grande partie par les
aliments solides et par l'eau ; à ce point de vue,
le choix des aliments n'est pas chose indifférente ;
parfois cependant nous nous trouvons dans la nécessité d'absorber en nature et directement ces
principes minéraux ; car, à la suite de certaines
maladies, ils font presque complétement défaut
dans notre organisme, et leur absence constitue
même des états maladifs spéciaux.

C'est donc à tort que bien des personnes s'imaginent modifier avantageusement leur régime en
supprimant, ou tout au moins en diminuant beaucoup les quantités de sel à introduire dans leurs
aliments. Le sel, tout aussi bien que le poivre, la
moutarde et les divers autres condiments usités en
Europe, sont *indispensables* dans de justes limites
à la digestion des aliments, pour les personnes

malades tout aussi bien que pour les personnes en bonne santé.

Revenons maintenant à la question de l'alimentation de l'être humain dans les pays chauds, comparée à ce qu'elle doit être dans les régions septentrionales.

Les chimistes et les physiologistes qui se sont occupés de la question si essentielle et si intéressante de l'alimentation humaine sont d'accord pour dire que l'homme adulte a besoin, en moyenne, pour se nourrir et se conserver en bonne santé, d'environ une partie de viande et trois parties de pain ou de légumes.

Mais ceci n'est qu'une *moyenne générale*, et il est évident que les organes digestifs de l'homme ne fonctionnent pas avec la même énergie vitale dans les pays chauds que dans les pays froids ; d'un autre côté, les organes respiratoires n'ayant pas besoin de développer dans les pays chauds une aussi grande intensité calorifique que dans les pays froids, il s'ensuit des modifications dans les quantités relatives et dans les variétés d'aliments, tant *plastiques* que *respiratoires,* selon que l'on habite une région du Nord ou un pays méridional.

Dans les pays froids, tout individu, même celui

qui ne travaille pas à des travaux corporels, a besoin de consommer des aliments *plastiques* fortement *azotés* sous un moindre volume ; il a besoin
par conséquent de manger une forte proportion
relative de viande, et, parmi les viandes, il devra
choisir de préférence les viandes faites, telles que
le bœuf et le mouton ; il mangera relativement
moins de légumes. Il a besoin aussi de consommer
des *aliments respiratoires* énergiques et prompts,
tels que l'alcool à divers degrés, soit sous forme
de vins, soit sous forme de liqueurs.

Dans les pays méridionaux, au contraire, la
nourriture doit se composer d'*aliments plastiques*
moins *azotés;* les légumes doivent par conséquent
sinon l'emporter sur la viande, du moins l'équilibrer. L'on peut aussi, dans les pays chauds, faire
plus souvent usage de viandes blanches, telles que
celle de veau, d'agneau, de poulet, que dans les
pays du Nord. Dans les régions méridionales, les
aliments *respiratoires* doivent être choisis parmi
ceux qui opèrent moins promptement et moins
énergiquement la calorification ; ainsi l'on rempla-
cera les alcooliques et les graisses par les fécules et
le sucre, ou du moins on évitera de donner la prédominance aux alcooliques et aux graisses.

Ce que je dis des climats extrêmes devra s'appliquer également aux saisons, et l'on devra modifier jusqu'à un certain point son alimentation eu égard à l'hiver où à l'été.

En faisant à Nice l'application des préceptes qui précèdent, il convient que les personnes qui viennent d'Angleterre, de Russie ou d'autres pays septentrionaux soient très-modérées quant à l'usage de la viande de bœuf ou de mouton, du gibier et des liqueurs alcooliques, et qu'elles remplacent en partie ces sortes d'aliments par des viandes blanches, par du poisson et des légumes ; il sera bon aussi que ces personnes fassent usage de fruits sucrés et acidulés ; qu'elles soient très-sobres de liqueurs alcooliques et qu'elles ne boivent que des vins peu alcoolisés, tels que le bordeaux, par exemple. Ce n'est qu'en observant un régime alimentaire convenable, en mangeant très-modérément et en adoptant *jusqu'à un certain point* les habitudes alimentaires du pays, que l'on peut espérer, étant à Nice, maintenir ses fonctions digestives en bon état.

En général, les Anglais, les Russes et les autres peuples des contrées septentrionales ont l'habitude de consommer dans leur pays une nourriture trèssubstantielle et très-abondante ; ils ne boivent que des vins très-alcooliques, tels que le Porto, le Jerès ou Sherry, le Marsala ; et même ils n'agréent ces vins qu'autant qu'on y a ajouté, lors de la fabrication, une certaine quantité d'alcool en plus de l'alcool normal. Cette manière de se nourrir convient en effet dans les régions où, par le fait d'une température presque toujours basse, les organes digestifs peuvent supporter sans inconvénients de plus fortes excitations, et où le corps a besoin de plus de force calorifique pour résister à l'inclémence des saisons froides.

Il ne saurait en être de même dans les climats méridionaux, tels que Nice, où la température, même pendant la saison d'hiver, n'est jamais très-basse, où les fonctions digestives sont loin de s'accomplir avec la même facilité que dans les pays du Nord, où le corps n'a pas besoin d'autant de puissance calorifique et où les actions vitales éprouvent facilement de la surexcitation.

Je suis loin de conseiller de changer, du jour au lendemain, de manière de se nourrir, car l'organisme humain supporte toujours mal les modifications brusques ; ce que je conseille aux étrangers venant du Nord, c'est d'arriver, par des modifications graduées, à adopter à Nice le régime alimentaire qui convient au pays.

Je viens de dire qu'il fallait adopter *jusqu'à un certain point* les habitudes alimentaires du pays. En effet, je ne conseille pas d'adopter *complétement* ces habitudes, car les Niçois se nourrissent, en général, beaucoup trop à *l'italienne*, et ceci a des inconvénients dont je parlerai plus loin. Le conseil que je donne aux personnes du Nord qui viennent habiter Nice, c'est de se nourrir *comme il convient de le faire* sous cette latitude, et en observant les règles que j'ai indiquées ci-dessus.

Il est aujourd'hui généralement admis par les hommes qui se livrent à l'étude des sciences médicales que les climats chauds exercent principalement leur influence sur *l'hématosine*, cette matière colorante et tonique du sang, que Chevreul a le premier signalée, qui doit ses principales qualités au fer, et qui concourt en grande partie à la production de l'élément organique par excellence, du *globule sanguin*.

D'après le professeur Longet, qui est l'un des hommes qui aujourd'hui font le plus autorité dans cette question, *l'hématosine* renfermerait 7 p. 100 de son poids de fer, et c'est surtout parce qu'il con-

court à la production du globule sanguin que le *fer*
est considéré comme un aliment du premier ordre.

L'influence des climats chauds augmente ou di-
minue les proportions relatives de l'hématosine suivant que le climat est *sec et chaud,* ou bien qu'il
est humide et chaud. Il résulte de l'augmentation
de l'*hématosine* un état de force et de santé remarquable, tandis qu'au contraire, il résulte de sa di-
minution un appauvrissement du liquide vital qui
détermine ce que l'on appelle la *chlorose* ou l'*ané-
mie,* états maladifs qui entraînent fort souvent de
fâcheuses conséquences.

Les pays chauds peuvent donc être classés en
deux catégories. Dans la première se trouvent les
régions dont l'atmosphère est habituellement *humide et chaude;* dans la seconde, celles qui ont une
atmosphère *sèche et chaude.* L'Algérie présente un
type de la première catégorie ; Nice et sa campagne
nous offrent un spécimen de la seconde. Il ne faudrait pas s'imaginer toutefois que l'atmosphère de
Nice soit complétement sèche, tant s'en faut ; mais
la proportion d'humidité qu'elle contient est relativement minime, et il s'ensuit que cette atmosphère,
au lieu d'avoir des propriétés débilitantes et d'in-
fluencer défavorablement la composition intime du

sang, ainsi que le fait l'atmosphère chaude et humide de l'Algérie, possède au contraire des qualités
toniques remarquables.

Comment donc se fait-il que l'on trouve dans la
population niçoise, des classes inférieures surtout,
tant d'individus présentant des signes non équivoques de lymphatisme et de scrofule? Ceci est bien
évidemment une question d'habitation et de nourriture.

J'ai dit, dans le premier chapitre de ce livre, la
part que l'*habitation* avait dans la détérioration
physique d'une partie des habitants ; je ne parlerai
donc ici que de l'influence fâcheuse de la nourriture.

Par suite d'habitudes basées, dans la plupart des
cas, sur une économie fort mal entendue, les Italiens
en général, et les Niçois en particulier, consomment
très-peu de viande, et se nourrissent presque exclusivement de végétaux, de pâtes et de farine de maïs.

Et cependant, en fait d'alimentation, les extrêmes
ont toujours de graves inconvénients : nourrissez un
peuple de viande exclusivement, et vous créerez,
pour ainsi dire à volonté, des individus brutaux,
barbares et sanguinaires. Nourrissez une nation
de légumes, et vous diminuez ses forces en même
temps que vous amoindrissez son intelligence.

Des capitalistes anglais établirent, en 1825, aux carrières de Charenton, près Paris, une usine à fer d'après la méthode anglaise. Comme il fallait, dans certaines opérations, un déploiement de forces que l'on ne pouvait obtenir des Français, on fit venir des ouvriers anglais. En cédant à cette nécessité, les directeurs de l'établissement pensèrent, avec raison, que la faiblesse des Français tenait à une alimentation incomplète; ils prirent en conséquence des mesures pour qu'ils pussent manger de la viande en aussi grande quantité que les ouvriers anglais, et, six mois après, ceux-ci retournaient chez eux, laissant des Français vigoureux pour les remplacer.

Dans l'État de Georgie et à la Louisiane, le nègre fait quatre repas par jour, dont deux avec de la viande. Ce régime fortifiant développe une telle puissance de travail que les Antilles, où l'ouvrier noir est surtout nourri de végétaux, ne peuvent plus soutenir la concurrence de leurs voisins de l'Amérique du Nord pour tous les produits qui exigent beaucoup de main-d'œuvre, comme le coton. (Fleury, *Cours d'hygiène.*)

Le défaut de viande dans le régime porte une fâcheuse atteinte, non-seulement aux activités physiques de l'homme, mais encore à ses facultés

15.

supérieures. Nul doute que chez des populations entières, qui ne font pas usage de viande, on ne constate moins de vigueur corporelle, mais aussi moins d'énergie morale.

Isidore Geoffroy Saint-Hilaire, dans ses Lettres sur les substances alimentaires, dit : « Que de grands » faits dans la vie des nations, auxquels les histo- » riens assignent des causes diverses et complexes, » et dont le secret est au foyer des familles ! Voyez » l'Irlande et voyez l'Inde ! L'Angleterre régnerait- » elle paisiblement sur un peuple en détresse si la » pomme de terre, presque seule, n'aidait celui-ci » à prolonger sa lamentable agonie ? Et par delà » les mers, cent quarante millions d'Hindous obéi- » raient-ils à quelques milliers d'Anglais s'ils se » nourrissaient comme eux ? Les brames, comme » autrefois Pythagore, avaient voulu adoucir les » mœurs ; ils y ont réussi, mais en énervant les » hommes. »

En composant le régime alimentaire de sub- stances animales et végétales dans certaines pro- portions, l'on peut, à la longue, modifier non- seulement la constitution physique, mais encore les penchants et les qualités morales. « Que ceux, » dit Galien, qui ne pensent pas que la différence

» des aliments rende les uns tempérants, les autres
» dissolus ; les uns chastes, les autres incontinents ;
» les uns braves, les autres lâches ; ceux-ci doux,
» ceux-là querelleurs ; les uns modestes, les autres
» présomptueux ; que ceux, dit-il, qui nient cette
» vérité viennent près de moi ; qu'ils suivent mes
» conseils pour les aliments et les boissons, je leur
» promets qu'ils en retireront de grandes leçons
» pour la philosophie morale ; ils sentiront aug-
» menter les forces de leur âme ; ils acquerron
» plus de génie, de mémoire, de prudence. »

Hippocrate, Plutarque, Platon, Aristote, et beaucoup d'autres philosophes, pensaient comme Galien
à ce sujet. Brillat-Savarin a dit, avec beaucoup de
justesse : « Dis-moi ce que tu manges, je te dirai
» qui tu es. » Hoffmann dit que l'âme est troublée
par les qualités nuisibles des choses dont nous fai-
sons usage, telles que l'air, les aliments, etc. Hippocrate, dans son *Traité du régime,* dit : « Si quel-
» qu'un veut rendre son âme plus sage, c'est par le
» régime qu'il y réussira. » Moïse, ainsi que les fon-
dateurs de la religion chrétienne, ont compris le
régime dans leurs institutions pour conserver la
santé de l'homme et le rendre en même temps plus
accessible aux bienfaits de la raison.

A l'appui de tout ce qui précède, je citerai un passage d'un livre que, sans doute, beaucoup de mes lecteurs connaissent, et qui est dû à une de nos belles intelligences contemporaines dont le pseudo-nyme n'est plus un mystère pour personne (1). L'on verra que si cet auteur admet l'influence du moral sur le physique, il admet également l'influence du physique sur le moral, et que, d'après lui, la vie humaine n'est complète que par l'harmonie du physique et du moral.

« L'homme, dans son existence terrestre, n'est » ni une âme sans corps, ni un corps sans âme. » Qu'est-ce donc qu'une psychologie sans physio-» logie, et une physiologie sans psychologie ? Com-» ment peut-on séparer dans la science ce qui n'est » pas séparable dans la nature ? L'action et la réac-» tion de l'esprit sur la matière et de la matière sur » l'esprit sont à tel point simultanées, incessantes, » combinées, qu'il est absurde de prétendre étudier » ou traiter isolément l'une ou l'autre de ces deux » forces, dont la coexistence et l'union constituent » la vie. La morale est l'hygiène de l'âme, comme » l'hygiène est la morale du corps : même principe, » mêmes moyens, même fin. Et comme il n'y a

(1) *Esquisses morales,* par Daniel Stern (comtesse d'Agoult).

» qu'un être humain, il n'y a au fond qu'une science
» qui les comprend toutes : c'est la *biologie*. Mais
» cette science est de fraîche date, d'origine récente ;
» son nom d'hier, et comme plébéien, est suspect
» et mal noté dans la noble compagnie des vieilles
» sciences aristocratiques. »

Les médecins qui, dans la pratique de leur art,
se tiennent constamment à un point de vue philo-
sophique, savent très-bien que dans la grande ma-
jorité des cas le régime est la base de toute méthode
curative. D'après Sprengel, beaucoup de maladies
chroniques, contre lesquelles échouent tous les remèdes, s'amendent ou même disparaissent sous l'influence d'un régime convenable et approprié à l'âge,
au sexe, au tempérament, etc.

L'on a souvent reproché aux méridionaux, et
surtout aux Italiens, de trop aimer le *far niente* ;
on les accuse, et non tout à fait à tort, de n'avoir
qu'une énergie factice, qui, semblable aux fusées
d'artifice, disparaît aussi rapidement qu'elle a surgi.
La cause principale de cette manière d'être est bien
évidemment due en grande partie à la manière dont
ces peuples s'alimentent. Si, depuis des siècles, les
peuples de l'Italie avaient fait usage d'une plus
forte proportion relative de nourriture animale et

d'une moindre proportion d'aliments végétaux et féculents, ils auraient sans doute produit un peu moins de poëtes, de chanteurs et d'artistes ; mais, à coup sûr, ils n'auraient pas supporté pendant si longtemps le joug des divers despotes qui les ont martyrisés, et, intelligents comme ils le sont naturellement, ils se seraient livrés, avec tout autant de succès et de profit que les Français et les Anglais, aux arts industriels, qui sont en dernière analyse la véritable source d'une prospérité toujours croissante pour la grande famille humaine.

Je suis loin de conseiller aux Italiens et aux Provençaux de se nourrir comme des Anglais ou des Russes ; pas plus que je ne conseille aux Russes et aux Anglais de se nourrir comme le font en général, aujourd'hui encore, les Provençaux et les Italiens ; ce serait une chose mauvaise physiologiquement parlant. Ce que je conseille aux méridionaux, c'est de faire subir à leur régime alimentaire, dans l'intérêt des générations présentes et futures, des modifications telles que l'élément viande ait une certaine prédominance sur les divers éléments végétaux. Il est évident aussi que le système anglais, qui consiste à manger des viandes peu cuites, serait, en le modifiant convenablement, d'une heureuse

application dans tous les pays chauds, en tenant
compte, quant à la quantité de viande consommée,
du plus ou moins d'humidité habituelle de l'atmosphère.

Ainsi que je l'ai dit ci-dessus, la chimie nous apprend que l'*hématosine*, cet élément ferrugineux et
colorant du sang, est un de ses principes les plus
essentiels ; la même science nous enseigne encore
que cette substance, qui se décompose sous l'action
d'une température de 70 degrés, reste intacte dans
les morceaux de viande qui, étant extérieurement
rôtis, sont restés rouges au centre, partie qui n'a
point subi cette température de 70 degrés. L'on
comprendra donc facilement que si, dans les pays
froids et humides tels que l'Angleterre, il importe
à la santé que le corps reçoive une nourriture ani-
malisée et tonique, il est bon et fort utile aussi
qu'une pareille nourriture, en moindres proportions à la vérité, soit également employée dans
les régions chaudes, en tenant compte des qualités
habituelles plus ou moins hygrométriques de l'atmosphère. Et c'est pour cela que j'ai conseillé plus
haut aux étrangers venant des pays septentrionaux
d'adopter, *jusqu'à un certain point seulement*, les
habitudes alimentaires des régions méridionales

qu'ils viennent momentanément habiter, et d'avoir surtout égard aux qualités soit débilitantes, soit toniques de l'air. Ainsi j'ai fait ressortir la différence qu'il y avait entre les régions chaudes à air sec et les régions chaudes à atmosphère presque constamment humide. Il est évident, en partant de ces données, que l'on ne doit pas se nourrir à Nice, par exemple, de la même manière qu'à Alger, et que si, au milieu d'une atmosphère relativement sèche et tonique comme l'est celle de Nice, l'on consommait autant de viande et de vin que sous le climat humide et mou de l'Algérie, l'on aurait à redouter de fréquentes maladies inflammatoires. Mais, à côté des conditions climatériques, il y a toujours aussi la question de constitution, d'âge et de sexe.

Passons maintenant à ce qui a rapport au vêtement, et voyons s'il y a, sous le climat de Nice, des modifications à apporter au vêtement, et quelles sont ces modifications.

En général, les étrangers qui passent à Nice la saison d'hiver viennent de contrées septentrionales, et bien qu'ils fuient les rigueurs de l'hiver de leur pays soit par raison de santé, soit seulement pour jouir d'une température plus douce, ils sont cependant habitués de longue date à supporter des températures assez basses, ainsi que tous les inconvénients qui s'y rattachent. Comment donc se fait-il que l'on voie, à Nice, les étrangers d'autant plus chaudement vêtus, pour ainsi dire, qu'ils sont originaires de contrées situées plus au nord ? Et ceci est remarquable, car il n'est personne qui n'ait été à même de voir que les individus qui nous viennent des pays les plus septentrionaux sont relativement bien plus couverts de vêtements chauds à Nice que tous les autres étrangers. Il semble évident que c'est là tout simplement une question d'habitude et de précaution ; car on ne saurait admettre que des personnes qui, depuis leur enfance, passent leur vie dans une atmosphère moyenne de 8 à 11 degrés au-dessous de zéro du thermomètre centigrade, qui est la température moyenne de Pétersbourg et de Moscou pendant l'hiver, puissent avoir une forte sensation de froid quand elles sont plongées dans une atmosphère moyenne de 9 degrés *au-dessus* de zéro, température moyenne de l'hiver de Nice.

L'on entend, à la vérité, certaines personnes dire que le froid est plus à craindre à Nice que dans les pays du Nord ; mais je pense que l'on doit entendre par là que l'abaissement de la température qui se produit vers le mois de novembre impressionne d'autant plus désagréablement les personnes qui habitent Nice pendant toute l'année que, depuis le mois d'avril, c'est-à-dire depuis sept mois, le corps a été ramolli par une chaude et douce atmosphère ; car il est impossible d'admettre qu'un froid moyen de 9 degrés *au-dessus* de zéro soit plus redoutable qu'une température moyenne de 8 à 11 degrés *au-dessous* de zéro.

Je crois donc qu'à Nice il faut être vêtu, à partir de la fin d'octobre jusqu'au mois d'avril, de manière à conserver au corps une chaleur agréable ; mais que, pour agir prudemment, pour se mettre à l'abri de la transpiration, et par conséquent de refroidissements possibles, refroidissements de la peau qui seraient on ne peut plus préjudiciables aux personnes atteintes d'affections chroniques de la poitrine, il faut, pendant les journées d'hiver où le soleil brille, et ce sont ici les plus nombreuses, ne point se vêtir autant entre dix heures du matin et quatre heures du soir qu'avant et après ces deux moments de la journée.

Il faut bien se rendre compte d'une chose, c'est que le soleil, en hiver, ne descendant point aussi bas sur l'horizon ici que dans les pays plus septen-

trionaux, il conserve une grande puissance calorifique au milieu de la journée, même en janvier ; et
cela est si vrai que j'ai vu, le 8 novembre de cette
année, plusieurs personnes, et entre autres une
demoiselle de vingt ans, se baigner dans la mer à
trois heures de l'après-midi et nager pendant au
moins une demi-heure, alors que le même jour, au
lever du soleil, le thermomètre, par suite d'un coup
de vent du nord qui avait eu lieu pendant la nuit,
marquait zéro, et que j'avais trouvé de la glace
sur les ponts en les traversant à sept heures du
matin.

L'on doit donc éviter avec le plus grand soin,
surtout lorsque l'on vient à Nice pour cause de maladie, d'accumuler sur son corps des vêtements
trop lourds et trop chauds, où des fourrures qui
feraient éprouver à la peau une moiteur perma-
nente ; mais lorsque l'on sort le matin avant dix
heures et le soir après quatre heures, il faut se vêtir
un peu plus que dans le milieu du jour.

Je recommande donc instamment à mes lecteurs
d'éviter les extrêmes ; de n'imiter ni certaines personnes qui, pénétrées de l'idée qu'elles vont habiter
un *pays chaud*, n'emportent, lorsqu'elles viennent
à Nice pour y passer la saison d'hiver, que des vê-

tements d'été, ni certaines autres qui nous arrivent ici enveloppées de fourrures, de cache-nez, etc., et qui font garnir leurs appartements de doubles fenêtres et de poêles en fonte.

Le poêle, je l'ai déjà dit, est un détestable moyen de calorification, et, comme il développe une chaleur toujours très-intense, il arrive que lorsqu'on passe d'une chambre à poêle dans une pièce qui n'est point chauffée, la différence brusque de température suffit pour procurer des maladies des voies respiratoires.

J'ai parlé du cache-nez. Pour donner complétement mon opinion au sujet de cette annexe du vêtement, d'origine assez récente, je dirai que c'est là une innovation qui ne me semble pas heureuse, et qui même entraîne certains dangers desquels ne se doutent pas un grand nombre de ceux qui font usage de cette sorte de double cravate. Aujourd'hui surtout que l'on a pris la bonne habitude de porter des cravates fort basses et qui, en laissant au cou toute sa liberté, ne gênent en aucune manière la circulation et n'entretiennent pas, comme les anciennes cravates, un état permanent de moiteur, aujourd'hui, dis-je, les cache-nez sont plus à craindre qu'ils ne l'auraient été jadis, parce qu'ils accumulent autour du cou une grande chaleur qui rend cette partie très-impressionnable au froid, et il arrive que, si l'on enlève son cache-nez dans la rue ou avant d'entrer dans un appartement, l'on s'expose à des refroidissements subits, qui donnent lieu soit à des maladies du larynx, soit même à des bronchites.

Lorsqu'on est atteint de laryngite ou de bronchite chroniques et que l'on passe l'hiver à Nice, il faut éviter de sortir de chez soi avant dix heures du matin et après quatre heures du soir; il ne faut point sortir même au milieu de la journée quand il pleut et qu'il fait un grand vent. Si l'on a absolument besoin de sortir, il faut se revêtir d'un pardessus, et mettre une cravate qui recouvre surtout la base du cou; quant aux femmes, elles devront éviter de placer des fourrures quelconques autour de leur cou : un tissu léger en soie ou en laine suffit à préserver la peau du cou du contact immédiat de l'air, et ne procurent pas, comme les fourrures, une moiteur dangereuse.

Tout n'est qu'habitude relativement au vêtement, et ce qui le prouve, c'est que les zouaves, dont tout le monde connaît le costume et qui ont le cou entièrement nu, ne sont pas plus souvent

16.

atteints de maladies du larynx ou des bronches
que les individus dont le cou est protégé par une
cravate et par un cache-nez.

La meilleure règle à suivre à Nice au sujet du
vêtement est de se couvrir modérément, d'éviter les
vêtements lourds et chauds en usage dans les pays
de l'extrême Nord, tout en employant des étoffes
convenablement chaudes, mais légères à porter. Il
faut, par de fréquentes promenades, s'habituer peu
à peu à une température moyennement basse. En
ne sortant, pendant les mois d'hiver, surtout lorsqu'on est malade des voies respiratoires, qu'entre
dix heures du matin et quatre heures du soir, on
ne rencontrera que bien rarement, et à moins qu'il
ne pleuve, une température inférieure à 10 degrés
au-dessus de zéro (thermomètre centigrade), et
bien souvent on jouira d'une température de 15 à
18 degrés.

Pendant le printemps, nous avons fréquemment
à Nice des journées qui à Lyon ou à Paris seraient
acceptées comme de magnifiques journées d'été ;
mais le printemps est dans toute l'Europe la saison la plus variable, et Nice n'est pas plus privi-
légiée sous ce rapport que les autres contrées qui
l'environnent. Il faut donc ne pas se hâter de se

vêtir à la légère, et il faut conserver les vêtements
de laine jusqu'à ce que l'été se soit franchement
dessiné. Il faut aussi éviter de s'exposer aux vents
assez violents qui parfois soufflent à cette époque.

Je ne conseillerai pas, comme certains auteurs,
de conserver les gilets de flanelle pendant l'hiver et
le printemps, puis de les ôter lorsqu'au mois de
juin les chaleurs de l'été se font sentir. Quand on
a l'habitude du gilet de flanelle, il faut ne jamais
le quitter, pas même pendant les plus fortes chaleurs, parce qu'on s'expose toujours à des refroidissements de la peau. Mais le contact de la laine,
quelque douce qu'elle soit, sur la peau, présente
des inconvénients; les tissus de laine irritent l'épi-
derme par leur frottement, surtout lorsqu'ils ont
absorbé la transpiration, et l'on est obligé d'en
changer très-souvent. Mieux vaut remplacer la
flanelle par une sorte de grosse mousseline (jaco-
nas). Depuis vingt-cinq ans, je fais usage, sous la
chemise ordinaire, de petites chemises faites avec
cette grosse mousseline portée sur la peau. Je m'en
suis toujours bien trouvé. Toutes les personnes
qui ont suivi le conseil que je leur donnais d'en
porter les ont toujours préférées au gilet de flanelle. Les chemises de grosse mousseline doivent

avoir le corps et les manches très-amples, de manière à former de nombreux plis. Ainsi faites, elles maintiennent le corps dans une douce et chaude atmosphère ; elles absorbent parfaitement la transpiration, et aucun refroidissement n'est à craindre. Ces chemises ont en outre l'avantage de pouvoir être conservées pendant les plus fortes chaleurs de l'été sans occasionner aucune gêne. Les femmes peuvent en porter également en en adaptant la forme à celle de leurs chemises.

J'ai dit dans mon *Introduction* que j'espérais dissiper l'erreur dans laquelle tombent les personnes qui considèrent Nice comme une région à température excessive pendant l'été, et je crois avoir prouvé dans le chapitre III de ce livre que l'été de Nice est parfaitement supportable, tempéré qu'il est alternativement par la brise de mer et par la brise de terre. Si pendant la saison d'été l'on n'éprouve pas à Nice ces chaleurs insupportables que l'on éprouve dans bien des régions plus ou moins méridionales, l'on y est également à l'abri de ces brusques transitions que l'on ressent dans les pays chauds, chaque soir, au moment où le soleil disparaît, ainsi que pendant la nuit.

Dans les pays méridionaux, les nuits sont habi-

tuellement plus ou moins froides et humides ; à
Nice, il n'en est pas de même : on n'a donc point
besoin de se vêtir davantage lorsque vient la nuit,
et l'on peut, sans inconvénient pour la santé, con-
tinuer sa promenade après le coucher du soleil.

Mais les promenades les plus profitables à la
santé, pendant la saison d'été, sont celles que l'on
fait le matin au moment du lever du soleil. Rien de
plus beau, rien de plus féerique que le magnifique
panorama qui se déroule sous les yeux lorsqu'on
gravit soit la promenade dite du Château, soit la
route de la Corniche au moment du lever du soleil
ou pendant la première heure du jour ; rien de plus
suave et de plus pur que l'air que l'on respire alors.
Aussi j'engage les personnes qui ont besoin de faire
usage de bains de mer à venir les prendre à Nice ;
mais en même temps je les engage à laisser de
côté, pendant leur séjour à Nice, leur mauvaise
habitude de se lever tard ; je les engage à ne pas
imiter ces personnes qui emportent avec elles, soit
aux eaux, soit aux bains de mer, leurs habitudes de
passer la matinée dans leur lit, les fenêtres fermées,
respirant l'air vicié de la nuit ; de passer leurs soirées dans des salons dont l'oxygène est banni et où
règne l'acide carbonique. Que ceux qui sont assez

favorisés par la fortune pour pouvoir s'échapper et laisser pendant un mois ou deux de côté les préoccupations de la vie des grandes cités changent résolûment de manière de vivre tout en changeant de résidence.

Indépendamment de la route de la Corniche et de la promenade du Château, il y a encore d'autres endroits où l'on peut, selon l'état de santé où l'on se trouve, se livrer au plaisir de la promenade. Ainsi le *Cours*, situé dans l'intérieur de la ville, est l'endroit le plus favorable pour les personnes maladives qui ont besoin d'être complétement abritées des vents de la mer. Pour les personnes bien portantes ou à peu près, il y a la route qui conduit au Var et celles qui conduisent à Cimiés et à Saint-Pons ; puis, enfin, la promenade des Anglais, le jardin public, le boulevard du Midi, les terrasses des Ponchettes, le boulevard du Pont-Neuf. J'engage les personnes atteintes d'affections des voies respiratoires à s'abstenir de passer sur le chemin qui conduit des Ponchettes au port en contournant la base du château. Ce chemin, taillé dans le roc, forme un angle saillant sur la mer, et l'on y rencontre fort souvent des courants de vents fort désagréables.

Un mot encore relativement aux promenades.

A Nice, les endroits destinés à la promenade sont
en général abondamment garnis de bancs ; mais
ces bancs sont en marbre ou en pierre, et il peut
en résulter, surtout lorsqu'on s'y assied à la suite
d'une promenade pendant laquelle on a eu un peu
chaud, un refroidissement qui, pour les deux sexes
et surtout pour les femmes à certaines époques,
peut avoir de graves inconvénients.

Un dernier conseil, et je termine ce chapitre. L'on
voit assez fréquemment, à Nice, des personnes venant des pays septentrionaux, où la lumière solaire
n'éclaire que très-modérément, armer leurs yeux
de lunettes à verres d'un bleu foncé, pour les dé-
fendre de l'impression trop vive d'un rayonnement
lumineux énergique, tel que celui qui existe dans
ce pays aussi bien que dans toutes les régions méridionales. Il y a dans cette pratique quelque chose
de tellement défavorable à l'organe visuel que je ne
puis m'expliquer comment elle continue à avoir
des partisans. Et cependant il n'est aucun de ceux
qui font usage de verres d'un bleu foncé qui n'ait
éprouvé une pénible sensation dans les yeux chaque
fois qu'ils quittent leurs lunettes. Cette sensation
est analogue à celle que l'on éprouve lorsque l'on
passe brusquement d'un endroit obscur dans un

lieu fortement éclairé, et dans bien des cas, surtout si les yeux sont facilement irritables, cette sensation peut aller jusqu'à devenir douloureuse.

Je conseille donc aux personnes qui, habitant Nice et ayant l'organe visuel faible ou trop impressionnable à une vive lumière, voudraient se mettre en garde contre des ophthalmies possibles ou qui auraient besoin de ménager la susceptibilité de leurs yeux à la suite d'ophthalmies, de ne jamais se servir de verres foncés soit bleus, soit verts, mais de faire usage de lunettes garnies de verres *teintés*, c'est-à dire présentant la première et la plus faible nuance du bleu. En se servant de tels verres, l'on évite les alternatives beaucoup trop contrastées, d'ombre et de lumière éclatante l'on ménage la susceptibilité du nerf optique, et l'on préserve suffisamment les yeux de l'impression causée par l'éclat du soleil. Ce que je dis relativement à la lumière solaire est également applicable à la lumière artificielle des lampes et du gaz.

APPENDICE

Quelques conseils aux mères de famille.

Beaucoup de mères de famille viennent à Nice passer la saison d'hiver avec leurs enfants, dans le but de développer leur physique et de donner plus d'énergie vitale à des constitutions parfois imparfaites. Ces mères me sauront quelque gré, sans doute, de donner dans ce livre une petite place à des conseils relatifs aux soins à donner à leurs enfants. Est-il, en effet, pour une femme, une plus délicieuse occupation que celle qui consiste à soigner son enfant et à cultiver son intelligence tout en développant son physique? N'éprouve-t-elle pas un indescriptible bonheur, cette jeune mère qui, comprenant comme elle le doit les devoirs sacrés de la maternité, sait, en négligeant les plaisirs frivoles du monde, se créer de douces joies dans l'affection de ces petits êtres, dont l'âme s'épanouit au rayonnement de l'amour maternel?

17

Mais, en général, on ne sait point assez, dans le monde, que pour arriver à faire un homme ou une femme robuste il est indispensable que l'être humain soit soumis, pendant toute son enfance et pendant la plus grande partie de sa jeunesse, à certaines conditions toutes spéciales d'une hygiène bien comprise, et qu'il y a une hygiène intellectuelle tout aussi bien qu'il y a une hygiène corporelle. C'est donc aux mères de famille qu'il appartient de commencer l'éducation intellectuelle et physique de leurs enfants, car ce sont elles qui, en réalité, préparent les futures générations.

Il y a, il faut bien le dire, beaucoup plus d'entente de l'hygiène chez les Anglais que chez les Français, et, depuis fort longtemps, les premiers l'emportent de beaucoup sur les seconds quant à l'éducation physique et morale des enfants. En Angleterre, dans les classes aisées de la société, il règne déjà assez d'instruction, au point de vue de l'histoire naturelle et des sciences physiques et chimiques, pour que l'on puisse apprécier toute la portée des conseils du médecin, pour que l'on puisse comprendre les services qu'il est à même de rendre en appliquant les données de l'hygiène et de la médecine préventive, et pour qu'en conséquence on soit disposé à s'en rapporter complétement à lui lorsqu'il s'agit de questions aussi spécialisées.

En France, en général, et à peu d'exceptions près, l'étude de l'histoire naturelle, de la physique, de la chimie, est peu familière au plus grand nombre. Si ces sciences entrent dans l'éducation des hommes et dans celle des femmes, ce n'est presque que pour la forme. Si pendant le cours des études des garçons, si pendant le séjour que font les jeunes filles dans les pensionnats, on touche ces matières, ce n'est que d'une manière accessoire. On fait de cela une affaire de mémoire et non de raisonnement, de sorte que bientôt il ne reste rien de toutes ces leçons, communiquées la plupart du temps avec indifférence et reçues avec ennui.

De la nécessité d'une bonne hygiène, de l'importance des conseils préventifs du médecin, il n'en est jamais parlé aux jeunes gens. Jamais on ne dit aux garçons combien il peut leur être utile, à leur entrée dans la carrière virile, de mettre leur confiance dans un médecin et d'en faire le directeur de leur individu physique; jamais on n'apprend aux jeunes filles, qui sont destinées à devenir mères, combien il peut leur être utile de confier au médecin de leur famille la direction de leur santé intime.

On leur persuade qu'il leur faut un directeur spirituel, mais on dédaigne de leur faire comprendre combien un directeur hygiénique peut contribuer à leur faire passer une vie exempte de maladies, et quelle heureuse influence ses conseils peuvent avoir sur les enfants à qui plus tard elles donneront l'être.

L'on ne sait point assez, dans le monde, que les études du médecin sont telles qu'il est en même temps artiste et philosophe ; qu'il étudie le physique et le moral de l'être humain, et que lui seul peut réellement apprécier le moral, parce que nul autre que lui ne base ses études morales sur des études anatomiques et physiologiques complètes.

Tout en rendant justice à tous les moralistes qui ont écrit sur l'éducation, n'est-il pas permis de dire qu'aucun d'eux n'a pu traiter cette si intéressante question d'une manière intégrale, parce que, bien qu'ayant étudié à fond le côté moral, ils n'avaient pas étudié le côté physique de l'homme. La plupart d'entre eux ne tenant nul compte que l'être humain est une *intelligence servie par des organes*, et n'ayant fait d'ailleurs aucune étude de ces organes, ne peuvent apprécier combien à certains moments donnés, autant chez l'homme que chez la femme, et surtout chez cette dernière, certains organes, — ces esclaves de l'intelligence qui se révoltent si souvent, — dominent et offusquent l'intelligence. Cette appréciation, souvent si difficile, mais qu'il importe tant de faire, le médecin seul peut la faire, parce que seul, je le répète, il marche éclairé par les études anatomiques et physiologiques. Seul aussi il est apte à donner des conseils valables dans les cas, — et ils sont bien plus nombreux qu'on ne le pense, — où le moral se trouve momentanément sous la dépendance du physique, et dans ceux aussi où le physique se trouve primé par le moral.

Une preuve qu'avec les meilleures intentions du monde il est facile de se tromper lorsqu'on raisonne sur des choses que l'on n'a point été à même d'étudier sous toutes leurs faces, c'est ce que je trouve dans un livre qui me tombe sous la main (*l'Art d'élever les enfants*), et qui a été fait, il y a un peu plus de vingt ans, par un professeur de littérature. « On demande, dit l'auteur, pourquoi l'on » n'habitue pas les enfants à se servir indifférem- » ment de leur main gauche comme de leur main » droite, afin que dans le cas où ils perdraient le bras » droit la privation leur en fût moins gênante. » Puis l'auteur cite l'opinion d'un médecin qui est d'avis qu'il est avantageux d'habituer les enfants à se servir

17.

indistinctement des deux bras, et il ajoute : « Je ne
» partage pas cette opinion, parce que la plupart des
» raisonnements prouvent que, cherchant à étendre
» ainsi l'intelligence, ce serait en diminuer l'effet,
» et que l'adresse s'affaiblirait si on la répartissait
» en égale proportion sur plusieurs membres. »

Il est bien évident que si l'auteur de *l'Art d'élever les enfants*, indépendamment de ses études lit-
téraires et morales, s'était adonné à de sérieuses
études anatomiques et physiologiques, il n'aurait
point émis une opinion aussi erronée. Il aurait su
que le corps humain est divisé en deux parties parfaitement égales, et que si chez beaucoup d'individus parvenus à un certain âge l'on remarque une
disproportion plus ou moins notable dans l'une des
parties du corps ou dans l'un des membres, cela
tient uniquement à ce que ces parties du corps ont
été plus exercées, ont travaillé davantage. Il aurait
su aussi que ce n'est que l'habitude, et non pas une
disposition anatomique quelconque, qui fait que
l'on exécute mieux certains mouvements de la main
droite que de la main gauche ; et il aurait compris
que de puissantes raisons physiologiques militaient
en faveur d'un égal usage des deux bras, parce qu'il
en résultait un développement intégral de la cavité

de la poitrine par suite du développement également complet des muscles, qui s'attachent d'une part aux bras, et de l'autre à la poitrine. Et, puisque l'occasion s'en présente, je conseillerai aux parents d'habituer leurs enfants à se servir de leur bras et de leur main gauche tout aussi fréquemment que de leur bras droit et de leur main droite, soit pour écrire, soit pour n'importe quel exercice d'adresse ou de force.

Ainsi que le dit fort judicieusement un auteur que j'aime à citer : « Qu'est-ce qu'une psychologie » sans physiologie, et une physiologie sans psycho- » logie ? » (Daniel Stern, *Esquisses morales.*)

Et, plus loin, le même auteur ajoute que la science qui comprend toutes les autres sciences, c'est la *biologie*. Or la *biologie* (la science de la vie) restera toujours le domaine exclusif des médecins, c'est-à-dire des hommes qui joindront aux études sérieuses du moral et de l'intellect de l'être humain des études approfondies d'anatomie et de phy- siologie.

Parlerai-je ici de l'éducation donnée par les mi- nistres des divers cultes et par les femmes absorbées par les pratiques de ces cultes ? Toutes les personnes qui voudront se donner la peine d'y réfléchir sé-

rieusement ne seront-elles pas de mon avis, lorsque
je dirai que ces deux classes d'individus sont, de
toutes celles de la société, les moins aptes à diriger
l'éducation des enfants. Et quand je dis éducation,
je comprends sous cette dénomination la direction
intellectuelle, physique et morale de l'enfant. La
principale raison à donner du peu d'aptitude des
ministres des divers cultes à remplir cette fonction
si sérieuse et si importante pour les progrès de
l'espèce humaine, c'est qu'absorbés par les études
théosophiques, études spéciales s'il en fut, n'étudiant jamais le côté physique de l'être humain, vi-
vant d'ailleurs en dehors des autres classes de la
société humaine, ils ne connaissent rien du monde,
de ses exigences, de son mécanisme.

Quant aux femmes, cloîtrées ou non, qui, adon-
nées aux pratiques mystiques, se donnent pour
tâche de répandre l'instruction parmi les jeunes
filles, comment pourraient-elles parvenir à un but
si noble et si élevé, qui consiste à former de bonnes
mères de famille et de bonnes épouses, elles qui
sont complétement étrangères aux joies de la famille et de la maternité? Comment pourraient-elles
enseigner aux femmes ce que c'est que l'homme et
quelles sont les exigences de la vie conjugale, elles

qui jamais n'ont vécu dans l'intimité d'individus de sexe différent du leur?

Mais je m'aperçois que je me suis un peu écarté de mon sujet, et je m'empresse d'y revenir en priant les mères de bien se persuader que le véritable but qu'elles doivent se proposer, c'est de procurer à leurs enfants une santé aussi parfaite que possible, puisque, sans la santé, richesses et honneurs ne sont rien, et que l'homme malade n'est autre chose qu'une non-valeur importune à lui-même et aux autres.

Bien des fois il a été dit et répété, dans les diverses publications qui ont été faites au sujet de Nice, que ce pays était privilégié par la nature. Ceci est vrai, surtout par rapport aux enfants, et l'on peut considérer Nice comme la terre promise du jeune âge, principalement pendant la saison d'hiver.

Que peut-il y avoir, en effet, de plus salutaire et qui contribue davantage à entretenir la santé et la vigueur chez les enfants que quelques heures d'exercices corporels accomplis chaque jour au grand air? A Nice, ils peuvent, quel que soit leur âge, quelque débile que soit leur constitution, se livrer tous les jours, pendant l'hiver, à ces exercices, sans qu'il puisse en rien résulter pour eux de fâcheux, au contraire. En est-il de même dans les pays situés au nord de Nice? Non, certes; car dans ces régions, — et il ne faut pas s'en éloigner beaucoup pour cela, — les enfants sont contraints de rester pendant quatre ou cinq mois presque constamment renfermés dans les maisons, ou bien, s'ils parcourent les jardins publics ou la campagne, ils souffrent d'autant plus de la rigueur de la saison qu'ils sont plus jeunes, plus débiles, et qu'ils ont, par conséquent, moins de force de réaction; sans compter que beaucoup d'entre eux tombent sous les redoutables atteintes de toute la série des affections de poitrine.

Le climat de Nice, pendant l'hiver, est donc extrêmement favorable au développement des enfants; mais c'est à la condition qu'ici, aussi bien que partout ailleurs, on commencera par donner l'essor au *physique*, et que surtout pendant la première enfance, c'est-à-dire jusqu'à l'âge de sept ou huit ans, l'éducation physique aura le pas sur l'éducation intellectuelle, telle du moins qu'on la donne généralement aujourd'hui; car, pour faire d'un enfant un être humain complet, il faut d'abord développer largement son physique, puis, au bout d'un certain nombre d'années, cultiver son intellect, et enfin, plus tard, chercher à équilibrer le physique avec l'intellect et avec le moral. Cet équilibre, on le comprendra aisément, ne peut être obtenu et maintenu qu'à la condition de n'accorder la prédominance à aucune de ces deux manifestations de l'être humain sur les deux autres.

Quel est l'âge auquel il faut commencer à cultiver l'intellect tout en continuant à soigner attentivement le physique? C'est là une question sérieuse et bien digne d'attirer l'attention des personnes qui ont des enfants à élever.

En général, en France, on a le tort, — bien plus grave à mon avis qu'on ne le pense, — de commencer à enseigner à lire aux enfants vers l'âge de cinq à six ans. Quelques personnes, celles surtout qui, possédées d'une vanité irréfléchie, tiennent à faire de leurs enfants de petits prodiges, stimulent prématurément le cerveau de ces pauvres petits êtres, et obtiennent de ces primeurs de travail intellectuel qui peuvent, à la vérité, jeter dans une profonde admiration les personnes qui ne voient les choses que superficiellement, mais qui n'inspirent que de la commisération aux hommes qui s'occupent des questions si importantes du développement physique et intellectuel, ainsi que de l'amélioration des races humaines. C'est à la suite de ces procédés de serre chaude que l'on trouve parfois des enfants de quatre à cinq ans sachant lire et écrire, déclamant de longs passages en vers ou en prose, et des enfants de six à sept ans jouant du piano ou de tout autre instrument de musique.

Qui faut-il plaindre le plus dans ce cas? Les parents qui font preuve de peu d'entente des choses de l'éducation, ou les enfants dont le cerveau délicat se trouve pour ainsi dire mortifié par des exercices qu'il est impuissant à supporter? Quant à moi, j'éprouve une véritable compassion pour ces êtres si frêles, dont l'organe intellectuel, atrophié jusqu'à un certain point par l'emploi prématuré qui en est fait, ne pourra plus désormais fournir sa carrière normale. Je les plains également à un autre point de vue, car la physiologie m'apprend qu'un pareil épuisement de l'influx nerveux ne peut aboutir qu'à empêcher le développement des organes de la nutrition et de la locomotion.

Quels sont les résultats de cet arrêt de développement? Immenses; car l'innervation indispensable au système musculaire et aux organes digestifs ne pouvant avoir lieu dans toute son amplitude, le

corps reste chétif et débile, tandis que l'intellect
lui-même reste pendant toute la vie au-dessous du
niveau qu'il aurait pu atteindre.

Parfois, — et ceci arrive lorsque l'on commence
l'éducation intellectuelle des enfants vers six ou
sept ans et qu'on la poursuit d'une manière trop
continue, — le cerveau suffit à la pénible tâche
qu'on lui impose, et il fournit sa carrière d'une manière normale, brillante même quelquefois. Mais
l'innervation musculaire ne se fait pas, et il en résulte que, atteignant l'âge de vingt à vingt-cinq ans,
le corps n'a pu prendre son développement normal ;
c'est là le cas d'une foule de jeunes gens livrés aux
fortes études intellectuelles ou artistiques, — droit,
médecine, littérature, beaux-arts, et à qui, après
avoir dépensé une somme exagérée de fluide nerveux, il ne reste en partage qu'un corps chétif et
débile, prédisposé à une foule de maladies, ou,
pour mieux dire, constamment maladif.

Conclura-t-on de ce qui précède qu'il faut laisser
indéfiniment les enfants sans occupations qui puissent les détourner de la pernicieuse habitude de la
paresse? On aurait tort, et telle n'est nullement ma
manière de voir à ce sujet. Il est bon, il est utile
que l'enfant soit occupé intellectuellement et ma-

tériellement ; mais il faut que les occupations aux-
quelles on l'applique soient tellement ménagées et
dirigées avec tant de sollicitude et tant de connaissance de l'organisme humain qu'il n'en puisse jamais résulter la moindre fatigue.

En résumé, je pense qu'il est toujours prudent
de ne pas commencer à enseigner à un enfant la
lecture, — cet immense travail intellectuel relatif,
— avant qu'il ait atteint l'âge de huit ou neuf
ans. Je pense aussi qu'on doit éviter avec le plus
grand soin de faire trop travailler la mémoire des
enfants. Il est bon de se rappeler deux choses
qui peuvent être admises comme de véritables
axiomes : la première, c'est qu'une faculté se développe d'autant plus qu'on l'exerce davantage ;
ainsi, par un exercice soutenu, l'on peut développer
la mémoire jusqu'à un degré vraiment prodigieux ;
la seconde, c'est que toujours la mémoire est en
raison inverse du jugement : la preuve de ce que
j'avance ici est facile à acquérir ; chaque jour, en
effet, l'on voit des personnes douées d'une excellente mémoire manquer totalement de jugement.

Eh bien, que fait-on en général, soit dans les
écoles, soit dans les éducations particulières ? On
commence par exercer la mémoire des enfants,

alors qu'on devrait, au contraire, ne s'adresser qu'à
leur jugement, afin de le développer tout douce-
ment, un peu chaque jour, par de bonnes cause-
ries : aussi, je le répète, l'on fait de petits prodiges
qui ne comprennent rien aux belles fables qu'ils
récitent.

Au surplus, ce n'est pas seulement à l'instruction du premier âge qu'il y a à redire sous ce rapport, et, comme le fait fort bien remarquer le
docteur Hubert Valleroux dans un remarquable
livre qu'il a publié l'an dernier (*De l'Enseignement;*
ce qu'il a été, ce qu'il est, ce qu'il devrait être), il
suffit de lire les programmes classiques adoptés par
l'Université, il suffit d'examiner les méthodes et
les procédés pédagogiques mis en œuvre dans les
écoles de l'Université, pour trouver l'explication
de l'affaiblissement continu des études et pour
reconnaître que toutes les facultés individuelles de
l'élève sont subordonnées à la mémoire, et que le
problème consiste à la meubler du plus grand
nombre de faits, de dates et de théories qu'elle
peut contenir, sans s'occuper d'ailleurs de la valeur de ces théories, de la signification de ces faits,
de ces dates. Au lieu donc de viser à une perfection générale de l'esprit, on ne vise qu'à une per-

fection particulière; on forme le parfait écolier de l'École navale, de l'École polytechnique, etc.

Il faut donc, je le répète, exercer d'abord le jugement de l'enfant longtemps avant d'exercer sa mémoire; il ne faut pas que sa mémoire tienne en réserve des choses qu'à l'aide de son jugement il n'ait pas d'abord comprises. Ce qui prouvera que j'ai raison d'insister sur ceci, ainsi que je le fais, c'est ce qui se passe chaque jour sous nos yeux. Ne voit-on pas souvent des femmes ou des hommes de l'âge de dix-huit à trente ans apprendre en peu de temps une langue étrangère? Pourquoi? Parce que leur jugement les guide et que l'étude devient d'autant plus facile qu'elle est basée moins sur un effort de mémoire que sur un travail de jugement. Et ne voit-on pas, d'un autre côté, bien des années de l'enfance des garçons perdues à leur faire étudier le latin et le grec, — sans que jamais ils parviennent à s'assimiler ces langues, — parce que dans cette étude on s'adresse seulement à la mémoire de ces enfants?

Que prouve ce qui précède? D'abord, que les progrès d'une étude aidée par le jugement sont bien autrement rapides que lorsque cette étude est basée sur la mémoire; ensuite, qu'à mesure que l'être humain comprend mieux la nécessité de savoir, il s'applique davantage à apprendre.

Il faut donc savoir exciter par des récits intéressants, par d'attachantes conversations qui doivent avoir pour objet tout ce qui nous entoure, la curiosité si naturelle à l'enfance, et inspirer ainsi à l'enfant le désir de savoir; cela vaudra mieux que de lui dire chaque jour à un moment donné, — moment qu'il voit toujours arriver avec une sorte de terreur et de répulsion : — Mets-toi là, je vais t'enseigner quelque chose; lorsque surtout il n'a point encore un âge suffisant pour apprécier la nécessité d'apprendre.

Il faut bien comprendre que pendant les sept premières années de la vie, l'on doit laisser le physique se développer en toute liberté, et qu'il ne pourra se développer largement qu'autant que l'intellect ne fonctionnera d'une manière assidue que le moins possible. Ceci n'empêche nullement d'enseigner à l'enfant, ainsi que je le disais tout à l'heure, une foule de choses par la conversation et tout en l'amusant.

Il faut bien comprendre aussi que la lecture, l'écriture, le calcul et les exercices de mémoire déterminent chez l'enfant, avant sa neuvième année, une contention d'esprit qui dégénère très-promptement en fatigue.

Dans tous les cas, au fur et à mesure que l'enfant avance en âge et qu'on l'oblige à s'appliquer davantage à l'étude, il faut avoir grand soin de neutraliser la fatigue intellectuelle en plaçant le physique dans les meilleures conditions possibles, car il ne faut point oublier que le corps et la pensée sont solidaires, et que la pensée prend d'autant plus de développement que le corps présente une énergie fonctionnelle plus considérable et qu'il a mieux acquis la plénitude de sa virtualité.

L'on sait, en général, que toute dégradation physique entraîne presque toujours une dégradation intellectuelle et morale ; mais ce qu'ignorent beaucoup de personnes, c'est la part d'influence que la pensée exerce sur la constitution et sur l'énergie physique de l'individu ; et ce fait, trop longtemps méconnu, est capital en hygiène.

Rien n'est plus certain ni mieux démontré que cette intime relation de l'organisme et de la pensée, et plusieurs ordres de faits, d'observation vulgaire ou scientifique, ne permettent pas d'en contester la réalité.

« Il paraît vrai, dit à cet égard M. Gratiolet, que

» l'exercice intellectuel accroît le volume du cerveau
» en même temps qu'il en améliore la forme. Le
» crâne des hommes distingués par l'esprit et par
» les mœurs, celui des artistes habiles, de ceux qui
» pensent et imaginent beaucoup, est en général
» plus grand et surtout plus beau que le crâne des
» hommes de la populace. Rien n'est plus rare
» qu'un beau crâne dans les amphithéâtres d'ana-
» tomie, car ce n'est pas parmi les parias de la
» civilisation moderne que se plaît la beauté, cette
» vivante expression de la vertu et de l'intelligence.

» Réciproquement, au grand développement de
» la vertèbre frontale correspond une plus grande
» rectitude du profil de la face et en même temps
» une réduction relative des os qui la composent ;
» le peu de saillie de la face, exprimant un plus
» grand développement du crâne, est un signe de
» beauté ; car la beauté n'est rien autre chose que
» la perfection rendue intelligible par la forme. »

Le cerveau étant le centre du système nerveux,
et ce système étant le dominateur et l'excitateur
suprême de tout l'organisme humain, il s'ensuit
qu'une intelligence convenablement développée influe de la manière la plus favorable sur le développement physique et sur les formes extérieures de

l'être humain. « Le cerveau mû par la pensée, dit
» le docteur Cruveilhier, s'accroît sans cesse jusqu'à
» la vieillesse chez l'homme que préoccupe le mou-
» vement des idées et des choses de l'esprit, tandis
» qu'il subit une sorte de retrait chez celui dont
» l'âme est penchée sur les choses de la matière. »

Un savant illustre, Sœmmering, a dit *que la
culture des facultés intellectuelles augmentait la
vitalité des organes, ainsi que leur résistance.* Et
Maine de Biran a dit après lui : « L'exercice habituel
» des hautes facultés amoindrit la part de la mort
» et fait participer l'organisme à la vie, à la jeu-
» nesse éternelle de l'âme. »

L'expérience a mille fois démontré que l'énergie
de la résistance vitale est toujours en raison directe
du développement intellectuel et moral, et, consé-
quemment, de l'énergie de volonté. Au milieu des
mille vicissitudes de la vie, les âmes fortement
trempées résistent avec succès, alors que les pusil-
lanimes succombent.

A un autre point de vue, la santé de la jeunesse
se ressent bien souvent, d'une manière déplorable,
du mode vicieux employé dans les colléges et dans
les maisons d'éducation. On renferme les enfants
dans des salles généralement trop restreintes, où

l'air, mesuré avec une bien triste parcimonie, ne peut être renouvelé que très-difficilement. Pendant l'été, on y étouffe ; pendant l'hiver, on y gèle, ou bien des poêles en fonte y développent une chaleur insupportable et rendue nauséabonde par l'air vicié résultant du travail respiratoire et des émanations des trop nombreux enfants renfermés dans chacune de ces salles. Les dortoirs présentent les mêmes inconvénients ; quant à la nourriture, elle est en général peu appropriée à la complète nutrition indispensable à l'enfance et à la jeunesse.

Pour que l'action si déprimante d'une étude de chaque jour pût être supportée avec moins d'inconvénients par les enfants et par les jeunes gens des deux sexes, il faudrait qu'on fût bien persuadé, dans tous les colléges et dans toutes les maisons d'éducation, que l'air *pur* est le seul milieu dans lequel ils doivent vivre. S'il en était ainsi, on ne lésinerait pas, comme on le fait, sur l'espace, et les divers locaux de ces établissements seraient disposés de manière à rester toujours salubres.

La santé des enfants et des jeunes gens gagnerait beaucoup encore si, toutes les fois que le temps le permet, les professeurs, à l'exemple du philosophe de Stagyre, donnaient leurs leçons dans de vastes jardins. Là, par une simple causerie avec leurs élèves, ils leur inculqueraient bien plus facilement les données, même les plus ardues, de la science, qu'en leur faisant faire dans une chambre fermée et malsaine ce que l'on appelle des devoirs.

Je ne saurais donc trop recommander aux mères, — et je m'adresse ici à leur raison tout autant qu'à leur sentiment de tendresse maternelle, — de chercher à éviter à leurs enfants les maux que je signale.

C'est en cela que Nice et son climat sont on ne peut plus favorables aux enfants et aux jeunes gens des deux sexes, surtout pendant l'hiver. A Nice, il est bien peu de jours pendant lesquels on ne puisse faire sortir un enfant, à moins qu'il ne soit malade à garder le lit ou la chambre, et la température n'est jamais assez basse pour influer défavorablement sur des enfants convenablement vêtus. Les environs de Nice sont un véritable jardin, la nature s'y montre sous ses aspects les plus séduisants; ce golfe, ces montagnes, cette riche végétation, tout se réunit pour agrandir la pensée et pour dilater, pour ainsi dire, l'âme. Rien n'est donc aussi facile que de faire ici en plein air l'éducation physique, intellectuelle et morale de l'enfant, si l'on veut bien s'en donner la peine.

C'est ici, c'est sous ce beau climat de Nice que l'on pourrait mettre en pratique le système d'éducation conçu par Frœbel, et qui est basé sur l'hygiène physique, sur l'hygiène morale et sur l'hygiène intellectuelle. Je ne puis résister au désir de dire un mot de cette méthode si ingénieuse et si rationnelle, qui est basée sur le *développement progressif de l'activité libre et spontanée,* et je ne crois pouvoir mieux faire connaître en peu de lignes Frœbel et sa méthode qu'en donnant ici quelques extraits d'un compte rendu fait par M. le Noir et publié, en 1859, dans le journal *l'Ami des sciences.*

« Le premier besoin des jeunes enfants, c'est le grand air, le mouvement, l'exercice, le jeu ; et ce besoin est pour eux de tous les jours, de toutes les saisons. Dans les grandes villes, et surtout à Paris, ils sont pour la plupart condamnés à une sorte d'emprisonnement que chacun de nous déplore ; l'espace, l'atmosphère, le soleil, leur manquent ; quoi de plus triste que cette immobilité forcée, cet étouffement continuel qu'endurent les rejetons de tant de familles qui ne sont pas assez riches pour leur procurer la promenade quotidienne et les jeux convenables! De là, en partie, ces générations chétives par le corps, atrophiées par l'esprit, vicieuses par le cœur, dont abondent nos cités.

» Il y a les salles d'asile et quelques gymnases particuliers, créations excellentes de ces derniers temps, nobles aspirations du progrès social en ce qui concerne les soins de la première enfance; mais, là encore, les enfants sont plus ou moins entassés, enfermés, immobilisés, plus ou moins soumis à une discipline de contrainte par les nécessités mêmes du genre d'établissement et des méthodes passées en habitude. D'ailleurs les salles d'asile ne servent guère qu'aux familles les plus pauvres, et les entrées des gymnases particuliers coûtent cher..... Un homme a conçu un plan régulier d'éducation des enfants par une sorte de gymnastique spéciale; il en a posé les bases, les détails mêmes, et il est allé jusqu'à la montrer à ses compatriotes en réalisation pratique; il l'a appliquée dans des établissements qui existent et qui se multiplient. Il ne reste donc à cette méthode qu'à progresser, à se perfectionner, à s'épanouir de mieux en mieux, comme toutes les choses humaines, et il ne lui manque chez nous, Français, que de la publicité.

» L'homme qui a rendu à l'humanité le service immense de former en système méthodique la gymnastique de l'enfant, de faire la théorie rationnelle du jeu en tant qu'appliqué au premier développement intégral de notre être, d'organiser enfin l'éducation du premier âge en la graduant proportionnellement au développement naturel à partir du berceau, est un philosophe allemand, Frœbel, auteur d'un ouvrage ayant pour titre : *De l'éducation de l'homme*, mort il y a quelques années, après s'être imposé tous les sacrifices pour jeter les premières semences de la grande réforme qu'il avait conçue et après avoir donné à sa patrie l'exemple touchant d'un grand esprit s'abaissant à la taille des plus petits pour travailler au bonheur de l'humanité, en la prenant à son point de départ. »

Il serait trop long de suivre M. le Noir dans l'exposé qu'il fait de la méthode de Frœbel, connue sous la dénomination de *Jardins d'enfants*, méthode de tous points rationnelle et qui donne un libre cours à l'activité manuelle et intellectuelle de l'enfant. Je terminerai en citant encore quelques passages du compte rendu de M. le Noir, et en exhortant les mères de famille à prendre une plus ample connaissance de cette méthode, dont l'étude m'a permis d'apprécier l'excellence.

« Voilà dans ses traits les plus caractéristiques la

19

méthode de Frœbel, telle que l'a développée devant nous Mme de Marenholtz, dont le zèle inspiré par le souvenir du maître, les grandes aspirations philanthropiques, les idées libres, la parole éternellement sereine, la limpide éloquence et le langage également facile dans les principaux idiomes de l'Europe, font d'elle, aujourd'hui, le premier apôtre de cette méthode, aussi nouvelle dans ses moyens, qu'elle est ancienne dans l'idée rationnelle qui les a inspirés.

» C'est la baronne de Marenholtz qui par sa seule initiative a importé et fait établir la méthode de Frœbel en Hollande, en Belgique, en France et ailleurs. Grâce à ses efforts, aux efforts de quelques autres disciples parmi lesquels il faut compter Mme Frœbel elle-même, les *Jardins d'enfants* se multiplient; l'Allemagne en compte plus de cinquante; l'Angleterre en établit plusieurs chez elle en ce moment; la Suisse et l'Amérique en ont quelques-uns; Mme Pape-Carpentier, l'habile directrice de l'enfance, en fait quelques applications en France; Mme André Kœklin l'introduit dans sa salle d'asile de la rue de la Pépinière à Paris, et elle a même fondé une école normale à Mulhouse pour la formation de directrices. Orléans possède

un *jardin d'enfants;* enfin le gouvernement belge a
favorisé l'établissement de plusieurs auxquels il
donne des subsides, et M. Jacobs, inspecteur général
des écoles de Belgique, porte un tel intérêt à ces
établissements qu'il vient de publier en français,
avec le concours de Mme de Marenholtz, un *Manuel
pratique* du système de Frœbel (*Manuel des Jardins d'enfants,* chez Hachette, à Paris). A l'aide
de ce manuel et du cours des mères et des directrices qui sera fait à Paris, ce système pourra être
pratiqué jusque dans les maisons particulières, car
il a son côté applicable à l'éducation de famille et
son côté applicable à l'éducation de société. »

Après avoir étudié le système de Frœbel, j'ai pu
me convaincre que cette véritable gymnastique intellectuelle et manuelle présentait surtout l'immense
avantage d'éviter aux enfants les difficultés, si
grandes et si rebutantes pour la plupart d'entre eux,
qui s'attachent à l'étude de la lecture, de l'écriture,
du calcul, et des éléments de la géométrie et du
dessin. Il me semble que le complément du système
de Frœbel serait la *gymnastique de chambre,* in-
ventée par M. Pichery, qui a pour principal avantage la possibilité de développer à volonté chaque
groupe de muscles du corps, et qui peut, ainsi que

l'indique fort bien son nom, s'appliquer dans l'intérieur des appartements, sans qu'il soit besoin d'un
local spécial et d'appareils comme il s'en trouve
dans les gymnases ordinaires.

Je reviens au principal sujet de ce chapitre, que
je vais terminer en donnant encore aux mères quelques conseils dont l'utilité me semble incontestable.

Une fort mauvaise habitude est celle qui consiste
à laisser veiller les enfants plus ou moins tard. A
Nice, où règne habituellement une atmosphère pure
qui laisse au soleil tout son éclat, la stimulation
produite sur les enfants, — stimulation très-favorable, au surplus, — engendre plus promptement la
fatigue que dans les régions à ciel brumeux ; il convient donc ici, plus qu'ailleurs encore, d'éviter de
soumettre les enfants aux fatigues de la soirée.
Généralement, jusqu'à l'âge de six à huit ans, on a
hâte de se débarrasser des enfants à la fin de la
journée : aussi, dès que vient la nuit et sitôt après
le repas du soir, on les met au lit. Mais lorsque,
vers l'âge de huit ou dix ans, les jeunes garçons et
les jeunes filles par leurs gentillesses savent mieux
amuser et intéresser leurs parents, on se laisse
prendre à leur accorder la permission de veiller plus

ou moins tard dans la soirée, permission que leur
enfantine curiosité leur fait considérer comme la
plus grande faveur qu'ils puissent obtenir, et qui
tourne toujours à leur détriment moral ou physique;
car on sait que pendant les soirées passées en hiver
au coin du feu, l'on ne se fait souvent pas faute de
conversations qui ne sont qu'amusantes pour les
grandes personnes, mais qui en apprennent aux
enfants beaucoup plus qu'ils n'ont besoin d'en savoir à leur âge. Parfois certains enfants, désireux de
s'instruire, consacrent une partie de leurs soirées à
l'étude; il est évident que de telles habitudes ne
peuvent que nuire beaucoup à leur développement
physique, car on sait que rien n'est plus propre à
troubler les fonctions digestives qu'une application
soutenue de l'intellect après les repas; et chez les
enfants le trouble des fonctions digestives entraîne,
comme conséquence toute naturelle, le défaut de
croissance et de développement du corps.

Ainsi que je l'ai dit précédemment, chez l'enfant
l'être *physique* doit être soigné avec autant d'intelligence que l'être *moral*. C'est le seul moyen de
faire des hommes complets; chacun des principaux
actes physiques de l'enfant doit être surveillé et
dirigé avec le plus grand soin, et on doit l'y préparer;

pour ainsi dire, afin qu'il les exécute tous dans
toute leur plénitude. Pour ne parler ici que du sommeil, de cet acte physiologique qui est beaucoup
plus important qu'on ne le croit généralement,
n'est-il pas vrai qu'après une soirée passée au bal
ou au théâtre, et lorsque l'imagination a été vive-
ment surexcitée, la plupart du temps nous avons
de la peine à nous endormir, et que notre sommeil
tardif est agité par des rêves qui nous fatiguent
beaucoup? Il n'est personne qui ne l'ait éprouvé.
Eh bien! le cerveau si délicat des enfants, cet organe si impressionnable, qui reflète avec tant de
puissance les excitations si diverses de leur existence, est à bien plus forte raison que le nôtre
surexcité même par des choses qui, pour nous autres
adultes, passent inaperçues.

En résumé, les enfants en bas âge sont fatigués
par toute une journée d'excitation produite par
l'air, la lumière solaire, la chaleur, l'électricité et
par les jeux divers auxquels ils se livrent. Quant
aux enfants qui, de sept ans à seize ans, se livrent à
l'étude, ils sont fatigués en outre par la contention
d'esprit, et le sommeil seul peut calmer cet éré-
tisme intellectuel et physique. Laisser veiller les
enfants avant qu'ils aient dépassé l'âge de seize ans,

c'est vouloir faner prématurément une fleur qui,
hélas ! ne se fanera que trop tôt et trop rapidement.

J'engage donc les mères à se méfier de leur aptitude toute particulière et toute naturelle à gâter
leurs enfants en accédant à leurs moindres désirs.
Qu'elles tâchent de se pénétrer de cette vérité physiologique : que l'être humain a d'autant plus besoin de sommeil qu'il est moins avancé en âge,
et elles sauront déployer tout le charme de leurs
artifices maternels pour prouver à leurs enfants
que ce qu'ils peuvent faire de mieux chaque jour
après le repas du soir, c'est de se coucher.

Il faut bien que les mères sachent que chez l'être
humain non encore parvenu au terme de sa croissance, et surtout pendant les dix premières années
de son existence, c'est pendant le sommeil que les
fonctions de la vie de nutrition s'exercent le mieux ;
or, comme l'observation démontre que l'homme
et la femme sont d'autant plus robustes et moins
accessibles aux maladies que pendant leur enfance
et pendant leur jeunesse leur corps a pu acquérir
son développement dans les meilleures conditions
possibles, il s'ensuit qu'une mère qui aime véri-
tablement son enfant doit s'appliquer à développer

autant qu'il est en elle son physique, tout en cul-
tivant son intelligence.

Je sais que je trouverai des contradicteurs, et
que des gens-qui se croient des plus avisés me
diront qu'il faut profiter du temps où le cerveau
humain, semblable à une cire molle, reçoit facilement les empreintes, pour y graver ce que l'on
veut que l'enfant devenu homme connaisse et re-
tienne pendant toute sa vie. Telle n'est nullement
ma manière de voir. Une empreinte gravée sur une
cire trop molle s'efface aisément ; de même aussi
des travaux intellectuels exécutés par un cerveau
non encore parvenu à un certain degré de résistance
vitale ne produisent aucun effet durable. Mais revenons au sommeil, et voyons comment et dans
quelles conditions cet acte si important de la vie
enfantine doit être accompli.

J'ai dit ci-dessus que l'enfant était excité, parfois même surexcité par les agents extérieurs, ainsi
que par ses jeux et ses occupations plus ou moins
sérieuses. Quand vient le soir, le dernier repas, qui
est une sorte d'intermédiaire entre la journée et
la nuit, doit devenir pour ainsi dire une prépara-
tion au sommeil, un préliminaire de cet acte important. Il est essentiel par conséquent que ce repas

soit pris avec calme, et qu'immédiatement après l'enfant se couche ; car si le repas du soir était bruyant, et si l'on attendait que la digestion soit commencée, le sommeil serait inévitablement troublé.

De même, le matin, il faut tâcher que l'enfant ne soit jamais réveillé en sursaut par quelque bruit violent ou désagréable ; car il est d'observation qu'un semblable réveil influence très-défavorablement le système nerveux. C'est pour cela que le père de Montaigne, ainsi que le raconte ce philosophe dans ses *Essais,* le faisait éveiller chaque matin par le son harmonieux de quelque instrument.

Dans les pays chauds, en Espagne, en Algérie, en Italie, on a l'habitude de faire ce qu'on appelle la *sieste* pendant la saison des chaleurs, c'est-à-dire de dormir pendant une heure ou deux au milieu de la journée. Cette pratique est bonne, en ce qu'elle soustrait momentanément les enfants à la surexcitation produite par la chaleur et par l'intensité de la lumière ; je la recommande même pendant l'hiver, sous le climat de Nice, aux mères dont les enfants sont doués d'un tempérament nerveux un peu exalté.

Je ne saurais trop répéter aux mères que parmi

les causes incessantes de maladies qui environnent les enfants, les veillées sont une de celles qui agissent sur eux le plus défavorablement. Si l'on savait combien le système nerveux des enfants a besoin d'être ménagé; si l'on se rendait bien compte du tort que leur fait tout ce qui stimule l'activité de ce système ; si surtout l'on comprenait que telles choses, telles habitudes, qui passent sans laisser de traces appréciables sur l'organisme d'une personne qui a dépassé l'âge de vingt ans, agissent de la manière la plus fâcheuse sur l'enfant, on n'exposerait jamais ces frêles organismes aux fatigues et aux sur excitations qui résultent des veillées.

Quant aux spectacles, je me joindrai aux philosophes et aux moralistes pour dire aux parents qui n'y prennent pas garde quels tristes résultats découlent de leur fréquentation par les enfants, surtout aujourd'hui qu'une littérature énervée autant que licencieuse a envahi le théâtre, qui, au lieu d'être une école de mœurs et de bon langage, est devenu, en général et à bien peu d'exceptions près, une école de mauvais langage et une exhibition de choses plus ou moins immorales.

Il en est de cela, au surplus, comme des lectures, et dans les pays méridionaux surtout, où l'imagination, par suite d'une suractivité cérébrale, est fort active, on ne saurait apporter trop de soins au choix des lectures que l'on permet aux jeunes gens des deux sexes, afin d'éviter le retentissement maladif qui pourrait en être le résultat.

Quelques mères, par une coquetterie mal entendue, désireuses d'attifer leurs filles de très-bonne heure, laissent croître leur chevelure trop tôt, ce qui leur devient on ne peut plus préjudiciable, surtout lorsque ces enfants ont en partage une frêle et délicate constitution, influencée parfois par la scrofule originelle ou acquise, ou encore par tout autre vice organique latent. Si ces mères savaient tout ce que peut avoir de fâcheux pour la santé, quelquefois même pour la vie de leurs enfants, cette coutume imposée par la mode, elles y regarderaient certainement à deux fois avant de sacrifier à un usage si dangereux, et qui, dans bien des cas, ne blesse pas impunément les lois de la physiologie.

Que de fois ne voit-on pas, lorsqu'on observe les développements de l'être humain avec un œil médico-philosophique, des maladies poindre sournoisement, puis cheminer inaperçues par tout autre que par les initiés de la science de la vie. Ces maladies, le médecin en saisit facilement la cause ; mais il

lui est souvent bien difficile de faire partager ses
convictions, surtout quand cette cause se rattache
à une pratique dictée par la mode. C'est pour cela
aussi qu'il éprouve parfois tant de résistance lorsqu'il conseille de préférer la santé présente et *fu-
ture* à la coquetterie, et d'harmoniser, quand cela
est possible, la mode avec l'hygiène. Là où la cause
est pour lui presque palpable, on ne veut pas la
reconnaître, et l'on prétend qu'il s'abuse et que tel
ou tel usage ne saurait produire les résultats qu'il
en déduit.

Il en est ainsi pour la question que je traite ici,
et je suis persuadé que je trouverai un certain
nombre de mères incrédules si je leur dis que j'ai
vu des jeunes filles, ornées de magnifiques cheve-
lures à l'âge de quinze ans et chez lesquelles certaine
fonction naturelle ne pouvant s'établir ou se régu-
lariser, la santé avait disparu pour faire place à un
état maladif qui donnait des craintes sérieuses et
parfaitement fondées ; et que cet état fâcheux se
modifia par suite du fonctionnement intégral de
l'organisme après que l'on eut sacrifié la trop luxu-
riante chevelure. Il n'est pas difficile de concevoir
cependant que dans le corps humain une partie
quelconque ne peut, la plupart du temps, acquérir

une grande prédominance qu'aux dépens de toutes
les autres parties. Ne voit-on pas chaque jour des
personnes réputées nerveuses et qui le sont en effet,
parce que chez elles le système nerveux a la prédominance sur le système sanguin ? Ne remarque-
t-on pas aussi que chez les individus obèses, les
systèmes nerveux, sanguins et musculaires sont peu
développés, parce que chez eux l'élément graisseux
prédomine ?

L'on comprendra donc facilement que la santé
est d'autant plus parfaite qu'il y a plus complet
équilibre, et que l'on doit s'appliquer à maintenir
cet équilibre. Ainsi, par exemple, quand chez une
jeune fille de six à huit ans l'on s'aperçoit que le
système pileux est trop développé, quand elle a
une épaisse chevelure, il faut bien se garder de la
laisser croître indéfiniment dès ce jeune âge. Il faut
au contraire la couper de temps à autre, de manière à la maintenir constamment à une longueur
de 5 à 6 centimètres. Plus tard, vers l'âge de dix
ans et jusqu'à la quinzième année l'on agira prudemment en ne laissant à la chevelure qu'une longueur de 12 à 15 centimètres.

Il est bon de savoir aussi que la chevelure enlève
incessamment à l'économie une certaine quantité

du fer contenu dans l'organisme et nécessaire à l'équilibre qui constitue la santé ; et c'est encore là un puissant motif qui doit engager les mères à ne pas laisser croître intempestivement les cheveux de leurs filles.

Bien que ce conseil semble, au premier abord, ne devoir être mis en pratique que dans les cas, malheureusement trop nombreux, où le tempérament lymphatique ou une débilité organique native obligent à surveiller avec la plus grande attention le développement physique des jeunes filles, cependant, par les motifs que je vais signaler, l'on fera bien, je pense, d'en généraliser les applications. En effet, les inconvénients d'une chevelure abondante et longue tout à la fois se font surtout sentir chez les jeunes filles pendant la saison chaude, en déterminant de faciles congestions vers la tête ; de là des fièvres cérébrales. Puis ensuite, dans toutes les maladies graves qui peuvent atteindre l'enfance et la jeunesse, — scarlatine, rougeole, fièvre typhoïde, etc., — une longue chevelure devient non-seulement un embarras, mais encore une cause de souffrance et parfois même d'aggravation de la maladie. Enfin la question de plus facile propreté semble devoir aussi entrer en ligne de compte.

L'on s'étonne souvent que des enfants, bien constitués d'ailleurs, deviennent maladifs et qu'ils n'acquièrent pas cette apparence de santé qui rarement est un indice trompeur; et l'on ne veut pas se donner la peine de remarquer que les enfants, pendant la première aussi bien que pendant la seconde enfance, sont entourés d'un grand nombre de causes qui contribuent non-seulement à contrarier leur développement physique, mais qui, en outre, les amènent insensiblement à un état qui tient le milieu entre la santé et la maladie; état qui n'attend pour ainsi dire qu'un choc presque insignifiant pour se transformer du jour au lendemain en une véritable maladie. En général, les parents ne sont point assez convaincus que la détérioration physique de leurs enfants est bien plutôt le résultat d'habitudes mauvaises qui agissent un peu chaque jour, qu'elle n'est produite par des causes brusques et violentes.

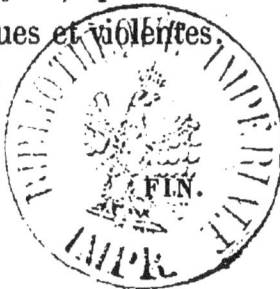

FIN.

TABLE DES MATIÈRES.

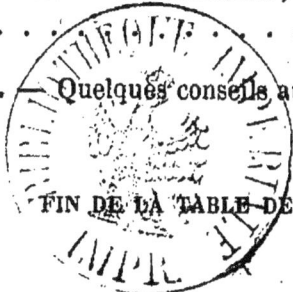

FIN DE LA TABLE DES MATIÈRES.

OUVRAGES DU MÊME AUTEUR

APHORISMES D'HIPPOCRATE, traduction faite sur les documents tirés de la Bibliothèque nationale ; texte latin en regard. Édition de luxe ; in-32. Paris, 1843.   3 fr.

MÉMORIAL THÉRAPEUTIQUE ET PHARMACEUTIQUE, ETC. ; in-18. Paris, 1846.   3 fr. 50

MAXIMES D'HYGIÈNE POPULAIRE. 1 vol. in-12 ; deuxième édition. Paris, 1851.   1 fr.

REMARQUES SUR LE CHOLÉRA ÉPIDÉMIQUE qui a sévi, à Paris, en 1849. Brochure in-8.   50 c.

ANNUAIRES DE MÉDECINE ET DE CHIRURGIE PRATIQUES (années 1846 à 1860). Grands in-32 de plus de 300 pages. Chaque année,   1 fr. 25

DEUX POSITIONS TROP INÉGALES. Un mot en faveur des médecins coloniaux d'Algérie ; 1860. In-8.   1 fr.

Sous presse pour paraître incessamment :

HYGIÈNE DES COLONS ET DES OUVRIERS D'ALGÉRIE. 1 vol. in-12.

MANUEL DU PLANTEUR DE TABAC, traduction raisonnée de deux ouvrages espagnols sur la culture du tabac à la Havane. Ouvrage dédié aux colons d'Algérie. 1 vol. in-12.

Paris. — Typographie de J. Best, rue St-Maur-St-Germain, 15.

www.ingramcontent.com/pod-product-compliance
Lightning Source LLC
Chambersburg PA
CBHW071645200326
41519CB00012BA/2414